Gabriele Pohly

RESILIENZ YOGA

Das Übungsprogramm, um stark im Leben zu stehen

Fotografien von Surya Pohly

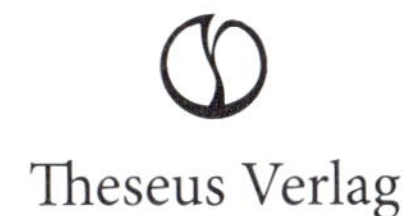

Theseus Verlag

Haftungsausschluss
Die in diesem Buch enthaltenen Übungen und Gesundheitsinformationen wurden von der Autorin sorgfältig erarbeitet und geprüft. Eine Garantie kann dennoch nicht übernommen werden. Weder die Autorin noch der Verlag übernehmen die Haftung für Schäden irgendeiner Art.

ISBN 978-3-95883-329-6
eBook ISBN: 978-3-95883-330-2

Projektleitung & Lektorat: Susanne Klein, Hamburg, www.kleinebrise.net
Gestaltung und Satz: Tina Agard Grafik und Buchdesign, www.tina-agard.de
Fotos © Surya Pohly
Grafik Resilienzstern © Gabriele Pohly
Druck & Verarbeitung: Westermann Druck Zwickau GmbH

www.kamphausen.media

1. Auflage 2020

Bibliografische Information der Deutschen Nationalbibliothek:
Die Deutsche Nationalbibliothek verzeichnet diese Publikation in der Deutschen Nationalbibliografie; detaillierte bibliografische Daten sind im Internet über http://dnb.d-nb.de abrufbar.

Gabriele Pohly

Resilienz Yoga

Das Übungsprogramm, um stark im Leben zu stehen

INHALT

TEIL II
STRATEGIEN FÜR EIN RESILIENTES LEBEN

ANHANG

Zum Geleit

Resilienz bedeutet die Verfügbarkeit von Haltungen, die helfen, herausfordernde Lebensumstände anzunehmen, Chancen für die eigene Lebenssituation zu erkennen und daraus durch beständiges Wirken eine auf Entwicklung und Wachstum ausgerichtete Lebensplanung anzugehen und umzusetzen.

Eine regelmäßige Yogapraxis kann eine wichtige Grundlage für eine derartig verstandene Resilienz sein. Eine integrale Auffassung von Yoga umfasst neben Körperübungen auch Atem- und Entspannungstechniken, Konzentrations- und Meditationsübungen. Auf einer körperlichen Ebene bewirken Asanas u. a. die Dehnung und Stärkung der Muskulatur. Das Bewegungsspektrum wird erweitert und die Aktivität der wichtigen Drüsen des Körpers wird gefördert. So kann bereits eine durch angemessene Yogaübungen wie dem Schulterstand trainierte Zirbeldrüse einen gesunden Tag- und Nachtrhythmus aufrechterhalten. Entspannungsübungen wie die Tiefenentspannung in Shavasana aktivieren die auf Ruhe und Erholung ausgerichteten Teile des vegetativen Nervensystems (Parasympathikus). Atemübungen wie die Wechselatmung helfen, das Energieniveau hochzuhalten. Meditative Übungen schulen die geistige Konzentration und unterstützen die Färbung der Gedanken und Gefühle in einer positiven Richtung. Bei regelmäßig und angemessen ausgeübter integraler Yogapraxis wird das Vertrauen in die eigene Fähigkeit gestärkt, alle Herausforderungen, die das Leben uns bringt, in zufriedenstellender Weise zu bewältigen.

Gabriele Pohly hat in meinem Kölner Yogazentrum ihre Yogalehrerausbildung absolviert. Zur Zeit der Ausbildung begann sie bereits mit großem Erfolg Yogakurse und -seminare zu leiten. Mittlerweile blickt sie auf eine beeindruckende Erfahrung bei der Leitung von Yoga- und Meditationsseminaren zurück. Sie integriert Yoga mit großer Überzeugung in ihr eigenes Leben und ist daher für ihre zahlreichen Seminarteilnehmer und -teilnehmerinnen ein gutes Beispiel. In diesem Buch legt sie ihre Yoga-Übungsreihen zu den bekannten Schlüsselkompetenzen der Resilienz erstmalig einer breiten Öffentlichkeit vor. Auf diese Weise zeigt sie, dass Yoga das Potenzial hat, eine wichtige Grundlage für die Entwicklung und Stärkung der psychischen Widerstandsfähigkeit zu sein. Sie macht die Zusammenhänge zwischen Yogapraxis und Resilienz deutlich und zeigt, wie man die Schlüsselkompetenzen durch angemessene Yogapraxis stärken kann.

Ich wünsche diesem wichtigen Beitrag von Gabriele Pohly eine große Verbreitung.

Dr. Vedamurti Olaf Schönert, Köln im Oktober 2019

Vorwort

Aus einer tiefen Überzeugung heraus schreibe ich dieses Buch. Seit meiner Kindheit habe ich mir oft die Frage gestellt: Wie kann ich mich zu einem glücklichen und authentischen Menschen entwickeln? Diese Frage möchte ich mit diesem Buch beantworten. Damals als Kind hatte ich noch keine Idee, wie ich diese tiefe Sehnsucht nach Glück und Ausgeglichenheit in mir hätte beschreiben oder ausdrücken können, aber eines wusste ich: Ich wollte nie diese Sehnsucht und die Suche nach Frieden und Glück vergessen! Und so schrieb ich auf meine kindliche Art und Weise in mein kleines Tagebuch: „Vergiss nie, weshalb du auf dieser Erde bist!" Mein Leben ging weiter. Viele schöne und auch viele schwere Zeiten hatte ich zu durchleben. Doch was mich unterstützte, war die Suche in meinem Inneren und die Resonanz, die sich aufgrund dieser Suche im Außen zeigte. So begegnete mir ein junger Baron und schenkte mir im Alter von 14 Jahren das Buch „Siddhartha" von Hermann Hesse. Meine Sehnsucht wurde hier gleichsam mit der Geschichte Siddharthas genauestens beschrieben, und ich verstand mein innerstes Bestreben ein wenig mehr. Es folgten viele Jahre der Suche nach meinem Selbst und danach, wie ich dieses Selbst in den Ausdruck bringen könnte. Damals hat mein Abenteuer begonnen, durch die Lehren des Buddhismus, des Yoga und der Meditation ein achtsamer, resilienter und glücklicher Mensch zu werden.

Was der Mensch benötigt

Seit vielen Jahren bin ich für einen Bildungsträger in ganz Deutschland, in Italien und Spanien unterwegs, um Seminare für Yoga und Meditation zu geben. In meinen Seminaren leite ich die Teilnehmenden zu der Erfahrung an, innezuhalten und sich selbst den Raum der Ruhe zu schenken. Aufgrund der Erfahrungen aus meinen Seminaren habe ich sehr schnell erkannt, was der Mensch benötigt, um in seiner körperlichen und geistigen Kraft zu bleiben oder dorthin zurückzufinden. Yoga ist Selbstfürsorge. Meine Teilnehmer und Teilnehmerinnen erwähnen immer wieder, dass sie zwar gute Vorsätze haben, aber eine solche Selbstfürsorge im Alltag nach dem Seminar meist nur wenige Wochen lang aufrechterhalten können. Ihnen fehlen meist eine Strategie und Struktur, die ihnen dabei hilft, das in meinen Seminaren Gelernte in ihr Leben zu integrieren.

Resilienz ist der Schlüssel

Mit diesem Buch möchte ich den Lesern und Leserinnen nun einen Leitfaden an die Hand geben, um sich zu einem selbstbewussten, gelassenen, aktiven Menschen voller Selbstvertrauen und Lebensfreude zu entwickeln. Dieses alles konzentriert sich im Begriff der Resilienz. Resilienz ist ein Begriff aus dem Lateinischen; *resilire* heißt „zurückspringen, abprallen". In der Physik bedeutet dies, ein Gegenstand springt nach einer Beeinflussung von außen wieder in seine Ausgangsposition zurück. Im übertragenen Sinne bedeutet dies für mich: *Ich kann zurückkehren an den eigenen Ursprung, in die eigene Mitte.* Heute wird der Begriff Resilienz auch als Synonym für seelische Widerstandskraft verwendet.

„Hands on Yoga – Wege zur Yogapraxis" nenne ich den pragmatischen Ansatz, den ich in meinen Seminaren anwende, um kognitive Konzepte im Zusammenhang mit praktischen Yogaübungen zu vermitteln. Nach meiner Erfahrung müssen Theorie und Praxis in einem ausgewogenen Verhältnis zueinanderstehen, will man die Kursteilnehmer und -teilnehmerinnen nicht überfordern und ermüden. Daher werden die Konzepte der Resilienz in diesem Buch möglichst essenziell, also möglichst prägnant und ohne viel Umschweife, dargestellt. Das Buch enthält zu jedem der hier vorgestellten Resilienzfaktoren eine spezifisch darauf abgestimmte Yogasequenz. Im Anhang findest du die Yogasequenzen dann noch einmal im Überblick und zusätzlich die Anleitungen zum Schultergruß und verschiedenen Varianten des Sonnengrußes. Letztere eignen sich gut zum Aufwärmen, können aber auch als eigene Yogasequenz geübt werden. Die Praxis zeigt, dass das Üben von Yoga dann die wahre Befriedigung bringt, wenn man immer wieder in sich hineinspürt und darauf achtet, die Yogastellungen richtig und in der für sich selbst angemessenen Weise auszuführen.

Selbstreflexion und Selbsterkenntnis

Dieses Buch ist ein Arbeitsbuch und soll dazu dienen, dass wir uns selbst überprüfen, indem wir uns die Zeit nehmen, um über die verschiedenen Schlüsselkompetenzen der Resilienz zu reflektieren und welche Rolle sie in unserem Leben spielen. Warum ist es notwendig, darüber zu reflektieren? Weil wir im Alltag, in unserem gewohnten Leben, hauptsächlich nur funktionieren und für solche Überlegungen keinen Raum haben. Wir wollen an erster Stelle unsere Aufgaben und Rollen möglichst gut ausfüllen, wie zum Beispiel ein guter Vater oder eine gute Mutter, ein guter Mitarbeiter oder eine gute Kollegin zu sein. Hierbei wollen wir zunächst einmal unseren Perfektionismus leben und vergessen dabei oftmals, Lebensfreude, Leichtigkeit und auch geistige Klarheit in alle Aspekte unseres Lebens hineinzubringen. So sind wir schon froh, wenn der Alltag einigermaßen läuft und wir dabei noch ein wenig Zeit für uns selber finden, vielleicht ja sogar, um Yoga zu üben. Doch das alltägliche Leben gibt uns so gut wie keine Möglichkeit für eine Reflexion, für Erkenntnis und Weiterentwicklung.

Dieses Buch soll ermutigen, sich intensiv mit sich selbst zu beschäftigen, denn der erste Schritt, sein Leben aktiv nach den eigenen Wünschen und Vorstellungen zu gestalten, ist Selbstreflexion. Es geht darum, einmal aus der Gewohnheit, aus dem konditionierten Denken, das uns von Geburt an eingeprägt wurde, auszusteigen und sich zu fragen: *„Wer bin ich? Was macht mich aus? Wohin gehe ich? Was will ich sein? Und was will ich verwirklichen?“* Zu diesem Zweck wurden entsprechende Fragen in jedes Kapitel dieses Buches aufgenommen.

Wirkliche Veränderung kann geschehen, wenn du dein Denken veränderst, wenn du alte Gewohnheiten und Emotionen loslässt und wenn du Platz machst für neue Konzepte in deinem Leben. Unzufriedenheit kann hier der Antrieb sein, einen Neubeginn zu wagen und eine neue Richtung einzuschlagen. Die Sehnsucht nach Veränderung und eine daraufhin getroffene bewusste Entscheidung können helfen, alte Einstellungen, Gewohnheiten und Emotionen, die sich als nicht hilfreich erwiesen haben, hinter sich zu lassen und eine neue, bewusstere Lebensführung zu etablieren.

Dieses Buch ist aber auch ein persönliches Buch. Ich habe, wo immer es mir notwendig erschien, meine ganz persönliche Sichtweise und Erfahrungen mit einfließen lassen. Neben der Reflexion und dem Ausloten der verschiedenen eher rationalen Aspekte der

Resilienz wäre das Thema allein nicht komplett, wäre hier nicht auch der Raum für Lebendigkeit und Freude, denn woran es uns heutzutage oft mangelt ist die Lebensfreude und diese sollte hier nicht vergessen werden.

Dieses Buch ist ein Experiment und eine Herausforderung für dich. Wir verbinden in diesem Buch die Reflexion und Kontemplation der einzelnen Schlüsselkompetenzen der Resilienz mit den yogischen Disziplinen, die wiederum helfen, Körper, Geist und Seele zu einer Einheit zu verschmelzen und geistige Klarheit in dir erwecken können. Was es braucht, ist ein wenig Zeit, eine Offenheit für Neues und ein Tagebuch für eigene Notizen und Reflexionen. Dieses Arbeitsbuch soll dir die freudige Spannung schenken, dich einmal neu kennenzulernen, dich zu überprüfen und deine Konzepte zu überdenken. Auch ist hier, wie in jedem Yogakurs, zu beachten, dass Yoga nicht als ein Leistungssport aufgefasst werden sollte und dass jede(r), die oder der die hier beschriebenen Techniken anwendet, eigenverantwortlich die eigenen Grenzen einhalten sollte.

Was kann man auf diesem Weg der Erkenntnis und Entwicklung erreichen?

Resilienz in Verbindung mit Yoga und Meditation zu betrachten ist ein Weg der Erkenntnis und der persönlichen Entwicklung. Es ist ein erfüllender Weg – und dieser Weg schenkt uns Achtsamkeit und Bewusstheit. Lebendigkeit, Freude, Neugierde und Leichtigkeit werden sehr schnell unser Bewusstsein und unser ganzes Sein erfüllen. Unser Geist wird berührt von förderlichen und wohlwollenden Gedanken. Eine neue Kraft wird uns durchfluten. Die Resonanz in uns und außerhalb von uns wird sich zum Wohle unseres ganzen Daseins verändern. Nichts wird uns unmöglich sein, wenn wir etwas erreichen wollen. Wir werden neue Wege finden und Lösungen werden auf uns zukommen.

Probiere es für dich aus, wenn dich diese Worte berühren. Bleibe dran. Übe dich in Geduld und Vertrauen. Baue in dir Schritt für Schritt die notwendige Bewusstheit durch Achtsamkeit auf und begegne dir und deinem Leben mit Offenheit und Weite. Be-

schränke dich nicht in deinem Denken. Alles beginnt in unserem Geist und unserem Denken. Halte alles für möglich. Sei dir deiner Denkmechanismen bewusst, denn sie werden dein Handeln beeinflussen. Wisse, du bist das, was du denkst. Wichtig ist dabei, dass du erkennst, was dich jetzt ausmacht. Es ist wunderbar, dass wir die Möglichkeit haben, uns in unserer eigenen Zeit entwickeln zu dürfen und in die Eigenermächtigung zu gehen. Was es für den ersten Schritt braucht, ist, dass wir es wollen.
Von Herzen wünsche ich allen, die dieses Buch für sich durcharbeiten, dass sie angeregt werden, sich zu einem glücklichen und vitalen Menschen voller Lebensfreude zu entfalten. Ich hoffe, ich kann mit diesem Buch dazu beitragen.

Gabriele Pohly, Casola in Lunigiana im Juli 2019

Einleitung

Der Begriff der Resilienz steht für geistig-seelische Widerstandskraft. Er wurde von der US-amerikanischen Psychologin Emmy Werner geprägt und beschreibt die Fähigkeit, schwierige Lebensumstände psychisch gesund zu überstehen. An einem Beispiel soll Resilienz kurz erklärt werden. Ein Schwamm in seinem Grundzustand ist relativ fest und zusammengezogen. Lege ich den Schwamm ins Wasser, dehnt er sich aus und verformt sich. Nehme ich ihn aus dem Wasser heraus, dann trocknet er wieder und kehrt in seine ursprüngliche Form zurück. Auf den Menschen übertragen bedeutet dies: Was auch immer ich im Außen erfahre, welchen Herausforderungen ich mich auch immer zu stellen habe, ich kehre immer wieder zu mir zurück, zu meinem Ursprung, in meine Gelassenheit, in meinen eigenen Rhythmus und in meine ganz persönliche Art der Regeneration.

Dieses Buch soll dazu dienen, sich der eigenen Resilienz bewusst zu werden, denn Resilienz ist eine Fähigkeit, die wir alle in uns tragen. Gleichwohl ist das Verständnis, was genau Resilienz ist, sehr unterschiedlich. Es geht hier nicht nur um das kognitive Verstehen der Konzepte der Resilienz, sondern auch darum, wieder emotional zu erfühlen, was es bedeutet, in der eigenen Kraft zu stehen. Wir können uns zurückerinnern an eine Kraft, die stets in uns wohnt. Dann können wir bei all den unterschiedlichen Aufgaben und Anforderungen des Lebens in einer Balance bzw. in einem Fließgleichgewicht sein.

Der Beginn der Resilienzforschung

Die Erforschung der Resilienz im psychologischen Zusammenhang hat ihren Ursprung in einer Studie von Emmy Werner, die über 40 Jahre hinweg Kinder auf Hawaii beobachtete, die in sehr schlechten Verhältnissen lebten. Sie hat aufgrund ihrer Beobachtungen festgestellt, dass ein Drittel dieser Kinder die Kraft hatte, sich zu autonomen Menschen zu entwickeln und trotz widriger Umstände ein gutes und glückliches Leben zu führen. Sie stellte sich die Frage: Was war der Antrieb, um aus solch schlechten Umständen herauszuwachsen? Niemand hatte diesen Kindern eine Strategie gezeigt, wie man aus der begrenzenden familiären Situation herauskommt. In unserer modernen Gesellschaft haben wir ganz andere Bedingungen und Voraussetzungen als die Kinder in Hawaii im letzten Jahrhundert. Und doch müssen wir uns, gerade weil unser Leben anspruchsvoller geworden ist, auch heute die Frage stellen, wie auch wir uns zu autonomen Menschen entwickeln und trotz herausfordernder äußerer Umstände ein gutes Leben führen können.

Die Resilienzforschung hat die notwendigen Schlüsselkompetenzen, Grundhaltungen und Strategien analysiert und beschrieben, sodass wir diese auf unser heutiges Leben anwenden können. Nun ist es an uns zu erforschen, welche Grundhaltung, welche Lebenseinstellungen und welche Ressourcen wir schon in uns tragen und welche Strategien wir noch zusätzlich lernen und trainieren können. Dazu braucht es nicht viel. Was es braucht, ist Offenheit, Aufmerksamkeit und Ehrlichkeit sich selbst gegenüber und den Willen, neue Konzepte zu erlernen, zu verinnerlichen und anzuwenden.

Resilienz ist ein Entwicklungsprozess

Resilienz ist nicht etwas, das jedem Menschen von Natur aus in gleichem Maße gegeben ist. Die individuelle Resilienz ist vielmehr bei jedem Menschen unterschiedlich ausgeprägt. Das Gute daran ist aber: Diese Fähigkeit kann aktiv entwickelt und gestärkt werden. Resilienz ist also ein Entwicklungsprozess. Wir werden in diesem Prozess uns selbst besser kennen und verstehen lernen. Dabei müssen wir die verschiedenen Aspekte und Gegensätze, die in uns leben, weder verdrängen noch unterdrücken.

Ich möchte den Geist der Resilienz so zusammenfassen:
Stehe immer wieder auf! Erkenne und baue in dir deine Widerstandskraft auf, um den Herausforderungen in deinem Leben gewachsen zu sein und sie zu meistern!
Sieh jede Herausforderung als Chance für Wachstum und Entwicklung an und heiße sie willkommen!

Eine tiefe Sehnsucht und eine Herausforderung

Wir Menschen tragen alle eine tiefe Sehnsucht nach einem authentischen Dasein, nach Glück, Zufriedenheit und Gesundheit, ja nach innerer und äußerer Fülle in uns. Wir wünschen uns einen gut bezahlten Job und gute soziale Kontakte. Auch liegt eine tiefe Sehnsucht nach Liebe, nach Geborgenheit und vor allem nach Sicherheit in uns. Wir suchen all diese Dinge im Laufe unseres Lebens im Außen und finden sie zum Teil, für eine gewisse Zeit oder auch gar nicht. Die Herausforderung liegt darin, dass wir diese Dinge, nach denen wir im Außen suchen, in uns selbst finden und etablieren. Hier erweitert sich der Begriff der Resilienz - der ursprünglich beinhaltet, mit den Anforderungen des Lebens besser umgehen zu können - um eine neue Qualität: das Leben in Freude, Leichtigkeit und Vitalität zu erfahren und in Achtsamkeit zu leben. Der Weg dorthin ist ein Weg des Lernens und der Einsicht mit den Mitteln von Yoga und Meditation. Und so erlaube ich mir, Resilienz in diesem Buch etwas anders als üblich zu beschreiben, nämlich im Zusammenspiel mit Yoga und Meditation, da nach meiner Erfahrung Resilienz mit Yoga und Meditation besser erreicht werden kann als allein auf kognitivem Weg.

Resilienz und Yoga

Resilienztraining wird in diesem Buch gepaart mit Yoga. Resilienz und Yoga gehen eine natürliche Verbindung miteinander ein, denn sie haben viele Berührungspunkte, die uns helfen, unser Leben positiv aktiv zu gestalten. Resilienz und Yoga wirken synergistisch und sie sorgen gleichermaßen für eine starke Basis, eine stabile Grundhaltung und innere Balance.

Warum ist Achtsamkeit so wichtig?

Durch die Übung des Yoga entwickeln wir in uns eine ganz natürliche Grundhaltung: Wir werden zu einem aufmerksamen Menschen und lernen, Achtsamkeit in jedem Moment in unserem Alltag zu leben. Warum sind Achtsamkeit bzw. eine natürliche Aufmerksamkeit so wichtig für uns? In unserem Alltag treffen wir so oft unbewusste

Entscheidungen: Wir fließen mit dem Strom, funktionieren nur und sind in Automatismen gefangen. Wir reflektieren dann nicht mehr, warum etwas so ist, wie es ist. Wir haben keine Zeit dafür und nehmen uns keinen Raum. Wir sind ständig aktiv, nehmen fortwährend Reize auf und finden kaum Ruhe, weder im Innen noch im Außen. Um sich zu einem achtsamen Menschen zu entwickeln, bedarf es ein wenig Zeit und Raum mit dir allein, die du dir schenken solltest, und den Wunsch, Yoga zu üben.

Kurze Geschichte des Yoga und verschiedene Yogarichtungen

An dieser Stelle möchte ich etwas näher auf Yoga eingehen. Yoga ist ein Begriff aus dem Sanskrit und bedeutet „etwas verbinden, etwas zusammenfügen". Yoga ist ein sehr altes, bewährtes Übungssystem, mit dem Körper und Geist miteinander in Einklang gebracht werden. Ein Teil von Yoga ist der Hatha-Yoga. Hatha-Yoga ist durch seine Yogastellungen, die Asanas, die heutzutage praktisch in jedem Fitnesscenter angeboten werden, allgemein bekannt geworden. Die Asanas entfalten nachhaltig positive physiologische Wirkungen auf die Muskulatur und das Herz-Kreislauf-System. Der Körper wird insgesamt gekräftigt, aber auch flexibler und geschmeidiger. Hatha-Yoga ist vor mehr als 2000 Jahren in Indien entstanden und war zunächst dazu gedacht, durch die Körperübungen auf ein längeres Sitzen in Meditation vorzubereiten. Daneben gab es weitere Ausrichtungen des Yoga: einen Yoga der liebenden Hingabe, Bhakti-Yoga; einen Yoga des selbstlosen Handelns, Karma Yoga; eine rein geistige Yogadisziplin, Jnana-Yoga, einen Yoga der Geisteskontrolle, Raja Yoga, die Yogaphilosophie der Dualität, Samkhya, sowie eine weitere Yogaphilosophie der Einheit, Vedanta.

Hatha-Yoga mit seinen Yogastellungen hat sich im 20. Jahrhundert an der Schnittstelle zwischen indischer und westlicher Kultur weiterentwickelt. Hier seien beispielhaft die folgenden Yogarichtungen genannt: Im Sivananda-Yoga wird eine ganzheitliche Yogapraxis mit fünf Aspekten - Yogastellungen (Asanas), Atemübungen (Pranayama), Entspannung (Savasana), Meditation (Dhyana) und vollwertige Ernährung - gelehrt. Im Iyengar-Yoga wird eine detailgenaue körperliche Ausrichtung bei der Ausführung der Asanas durch Hilfsmittel wie Gurte und Blöcke angestrebt. Im Ashtanga- bzw.

Vinyasa-Yoga werden Serien fließend ineinander übergehender Yogastellungen ausgeführt, um in ein Flow-Erleben[1] zu kommen. Und im Yin-Yoga wird durch längeres Verweilen in den Yogastellungen eine Dehnung von Muskeln und Faszien bewirkt und hiermit ein tiefes Hineinspüren in den Körper angeregt. Hatha-Yoga ist also hinsichtlich seiner Ausprägungen heute deutlich vielfältiger geworden.

Die Fünf Aspekte des Yoga

ASANAS

Die Körperübungen des Yoga fördern Kraft und Flexibilität des Muskel-Skelett-Systems. Und wir können uns in unserer Wahrnehmung wieder mehr mit unserem Körper verbinden.

PRANAYAMA

Die yogische Atmung kann den Körper mit mehr Sauerstoff und damit mit mehr Energie versorgen. Durch die Atembeobachtung fällt es uns leichter, uns auf das Hier und Jetzt zu konzentrieren.

SHAVASANA

Die Entspannung im Yoga hilft, den Körper in kürzester Zeit effektiv zu regenerieren (zum Beispiel in einem zehnminütigen Bodyscan) und belastende Gedanken einfach loszulassen.

DHYANA

Meditation kann uns helfen, begrenzende Erinnerungen an Vergangenes und Fiktionen über Zukünftiges loszulassen und im Hier und Jetzt anzukommen. Hierbei helfen uns Atembeobachtung, Mantra und Fokussierung im Geiste.

ERNÄHRUNG

Eine vollwertige, gesunde (möglichst vegane) Ernährung ist ein weiterer wichtiger Baustein zur ganzheitlichen Gesunderhaltung. Nicht förderliche Ernährungsgewohnheiten werden überprüft und durch gesunde Alternativen ersetzt.

---

[1] *vgl. dazu Mihaly Csikszentmihalyi: Flow – Das Geheimnis des Glücks*

In diesem Buch beschäftigen wir uns vorwiegend mit den Körperübungen des Hatha-Yoga. Hatha-Yoga kann uns lehren, zunächst den Körper wahrzunehmen und unsere Aufmerksamkeit auf das zu richten, was im Körper gerade spürbar ist. Wir entwickeln ein Körperbewusstsein und lernen, die Sprache unseres Körpers zu verstehen. So spüren wir auch eher Blockaden in der Bewegung und nehmen körperliche und geistige Widerstände wahr. Wir lernen wieder zu fühlen. Wo zeigen sich Empfindungen auf der Körperebene? Wo zeigen sich körperliche Einschränkungen? Wir können erkennen, ob unser Körper „im Fluss" ist. Yoga lehrt uns Achtsamkeit. Sind wir im Gleichgewicht oder sind wir es nicht? Der erste Schritt in die Achtsamkeit ist das Fühlen körperlicher Empfindungen.

Selbstfürsorge

In meinen Seminaren erkennen die Teilnehmenden oft: Sie müssen etwas für sich tun. Vor einem Jahr waren sie vielleicht noch beweglich und flexibel. Dann wurden sie krank oder etwas anderes ist passiert. Und danach haben viele ihren Rhythmus nicht mehr wiedergefunden, um zum Beispiel einer täglichen Yogapraxis nachzugehen. Wann sollten sie dafür noch Zeit nehmen? An dieser Stelle ist es wichtig, sich selbst immer wieder daran zu erinnern, dass es ganz wesentlich ist, gut für sich selbst zu sorgen. Ein resilienter Mensch gestattet sich in seinem Leben den Raum und die Zeit für eine gesunde Selbstfürsorge und kann sich so immer wieder regenerieren. Selbstfürsorge heißt zuallererst, dem Körper Aufmerksamkeit zu schenken. Eine regelmäßige Yogapraxis führt zu Kräftigung und Flexibilität, aber auch zur Beruhigung des Geistes.

Frage dich an dieser Stelle: Wie viel Zeit und Raum will ich für meine Selbstfürsorge aufwenden? Welche Übungen können mir hier am besten helfen? Es lohnt sich, darüber nachzudenken und eine regelmäßige Yogapraxis in das eigene Leben zu integrieren.

Geistige Wirkungen von Yoga

„Yoga ist das Zur-Ruhe-Bringen der Gedanken im Geist.
Dann ruht der Wahrnehmende in seinem wahren Wesen."

Patanjali, Yoga-Sutra I.2 und 3[2]

Das Yogasystem beinhaltet mehr als nur Yogastellungen und Atem- und Entspannungsübungen. Yoga ist ein ganzheitliches System, das nachweislich auch positive mentale Wirkungen entfaltet. So wirken sich beispielsweise die im Yoga regelmäßig praktizierten Übungen der Anspannung und Entspannung positiv auf die Stressverarbeitung aus.

Die Kernfrage in Patanjalis Yoga-Sutra

Schon in den Yoga-Sutras des Patanjali, der auch als „der Vater des Yoga" bezeichnet wird, standen die geistigen Wirkungen des Raja-Yoga im Vordergrund. Patanjali ging der Frage nach, was wir tun können, um frei zu sein. Frei zu sein wovon? Frei zu sein von unserem unsteten Geist, frei zu sein von unseren Projektionen und Fantasien, die keine reale Basis haben. Aber auch frei von unserer Konditionierung, die wir im Laufe eines Lebens angesammelt haben und die zu reflexartigen Reaktionen und Handlungen führt. Ziel ist es laut Patanjali, den Geist selbst zum Gegenstand der Betrachtung zu machen und sich so vollkommen frei mit dem eigenen Bewusstsein zu verbinden. Was ist damit konkret gemeint?

[2] *Sukadev Volker Bretz: Die Yogaweisheit des Patanjali für Menschen von heute*

Die Lenkung der Aufmerksamkeit im Yoga

Die Yogapraxis führt uns über den Körper nach innen. Wir lenken unsere Aufmerksamkeit auf das Ausführen der Asanas und dadurch lenken wir unseren nach außen gerichteten Geist nach innen. Das führt dazu, dass wir nicht mehr so intensiv an vorangegangene Aktivitäten aus der Vergangenheit oder an zukünftige Aktivitäten denken, wir verweilen vielmehr im gegenwärtigen Augenblick. Dieser Prozess schafft Raum, gibt uns ein Gefühl des Ankommens und von Zeit. Auch lernen wir durch die Yogapraxis, unsere Aufmerksamkeit bewusst zu lenken. So wird durch Yoga unsere Achtsamkeit uns selbst gegenüber, aber auch gegenüber unserer Umwelt gesteigert. Auf diese Weise hilft Yoga, Achtsamkeit im Alltag zu entwickeln.

Wenn wir als Resultat unserer Yogapraxis unseren Körper wieder richtig entspannen können und wir für längere Zeit gerade zu sitzen vermögen, sind wir bereit für die Meditation. Im Yoga wollen wir dahin kommen, Körper, Geist und unseren innersten Wesenskern - unser Selbst - wieder miteinander zu verbinden und uns so zu einem ganzheitlichen Menschen zu entwickeln.

Meditation

Meditation kann uns mehr geben, als wir zunächst vielleicht denken, wenn wir uns das erste Mal damit befassen. Meditation schenkt uns die Qualitäten der Zentrierung, der Selbstreflexion und der Selbsterkenntnis. Meditation hilft uns, die eigenen Gedanken zu beobachten. In der Meditation erkennen wir:
Mit was beschäftigt sich unser Geist gerade? Denken wir an Dinge, die vergangen und damit nicht mehr zu ändern sind? Oder denken wir an das, was in der Zukunft auf uns zukommen könnte? Sind unsere Gedanken förderlich oder sind sie weniger förderlich für uns? Beurteilen wir unser Denken? Beurteilen oder verurteilen wir uns selbst oder andere?

Es ist so wichtig wahrzunehmen, mit welchen Gedanken wir gerade unterwegs sind, welchen Inhalt unsere Gedanken haben und welche Handlungen aus ihnen resultieren. Wir sind in unserem Alltag meist viel zu unbewusst - quasi im Autopilot-Modus -

unterwegs und treffen so Entscheidungen, mit denen wir dann leben müssen. Durch die Praxis der Meditation entwickeln wir Achtsamkeit in unserem Lebensalltag. Meditation bzw. Achtsamkeit kann uns helfen, uns im Alltag bewusster zu entscheiden und so unser Leben selbst in die Hand zu nehmen.

Zugang zu unserer Intuition

Durch die Meditation bekommen wir auch den Zugang zum kreativen Teil unseres Selbst, zu unserer Intuition, zu unserer inneren Weisheit und unserem Wesenskern. Wenn wir mit unserer Intuition verbunden sind, wissen wir um unsere Ressourcen und unsere Fähigkeiten und lassen uns von unserer inneren Stimme leiten. Diese leise Stimme, dieser leise Impuls, der dann wahrnehmbar ist, kann für uns ein Wegweiser sein. All das können wir in der Regel aber nur erfahren, wenn wir in unserem Inneren wirklich still werden. Wir können diese Instanz nicht wahrnehmen, wenn unser Geist übervoll ist von Gedanken und unser Denken wie in einem Hamsterrad unterwegs ist. Hier kommt die Meditation ins Spiel. Meditation bringt das Bewusstsein in den gegenwärtigen Augenblick und nur im gegenwärtigen Augenblick können wir handeln, sind wir wirklich handlungsfähig. Erst dann ist Selbstverwirklichung möglich.

Die Verwirklichung des eigenen Potenzials in der Bedürfnishierarchie

Der US-amerikanische Psychologe Abraham Maslow hat gezeigt, dass wir uns, nachdem die Grundbedürfnisse nach Nahrung, Regeneration und Sicherheit sowie die sozialen Bedürfnisse nach Zugehörigkeit, Anerkennung und Wertschätzung erfüllt worden sind, der Selbstverwirklichung bzw. der Verwirklichung des eigenen Potenzials widmen können.

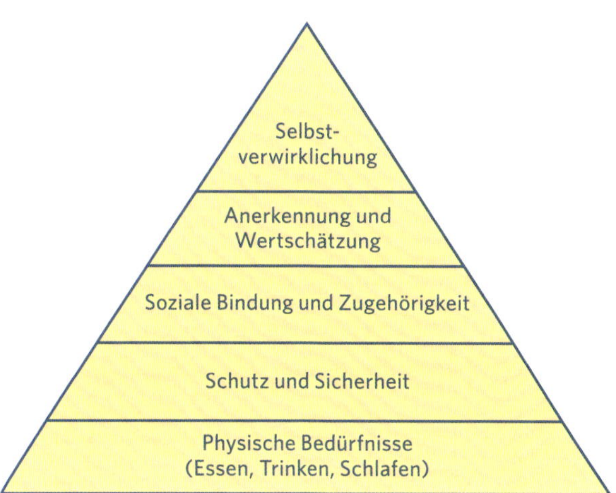

Ein zufriedenes Leben, frei von Wertung, aber mit Unterscheidungskraft

Wahre Zufriedenheit stellt sich erst ein, wenn das eigene Potenzial verwirklicht wird, und Meditation kann einen Weg dorthin weisen: Meditation hilft uns, das eigene Potenzial im Innern zu finden, statt im Außen vergeblich weiter danach zu suchen.

Wenn wir durch das Üben der Meditation mit unserem Wesenskern verbunden sind, können wir aus unserem Sein heraus leben. Wenn wir aus unserem Sein heraus leben, denken und handeln, sind wir frei von Unsicherheiten und Befürchtungen und frei von der Wertung, ob etwas richtig oder falsch ist. Wir sind dann verbunden mit dem Teilaspekt in uns, der immer achtsam und aufmerksam ist. Dies ist kein kontrollierender Aspekt, sondern ein beobachtender, nicht-wertender, nicht-urteilender, nur betrachtender Anteil in uns. Uns steht dann die Unterscheidungskraft, Viveka[3], zur Verfügung. Mit Unterscheidungskraft gelingt es uns, auf eine sachliche, konstruktive Art und Weise offene und förderliche Entscheidungen für uns und unser Umfeld zu treffen. Und wir

[3] *Viveka (Sanskrit) ist die Unterscheidungskraft, die uns hilft, das Reale und Wahre vom Irrealen und Unwahren zu unterscheiden. Frage dich: „Schenkt mir diese Erfahrung Freiheit und Fülle bzw. Liebe, Geborgenheit und Glück?"*

beginnen zu verstehen, zu ordnen und zu sortieren, was für uns wichtig und förderlich ist und was nicht.

Die Essenz ist, dass Meditation uns hilft, dass wir uns nicht zu sehr in Empfindungen, Emotionen und Dramen verwickeln, sondern dass wir aus der Warte eines Betrachters und aus einer geistigen Klarheit heraus die notwendigen Entscheidungen treffen können. So entwickeln wir uns zu authentischen und freien Menschen. Wir müssen uns nicht mehr verbiegen und handeln aus unseren Erkenntnissen heraus.

Die Schlüsselkompetenzen der Resilienz

Sind wir mit der Kraft unserer Resilienz in Verbindung, erlauben wir es uns, eigenständig und eigenverantwortlich zu denken und zu handeln. Wir lernen, uns selbst zu ermächtigen, auf unsere Kraft zu vertrauen und unsere Ziele zu verwirklichen. Welches sind nun die für die Entwicklung einer persönlichen seelischen Widerstandsfähigkeit notwendigen Schlüsselkompetenzen, Grundhaltungen und Lebensstrategien?

In der Resilienzforschung werden klassische Schlüsselkompetenzen beschrieben, welche die Lebenseinstellungen und Strategien beschreiben, die hilfreich sind, um eine gute seelische Widerstandskraft aufzubauen. Diese Säulen der Resilienz sind die Basis für ein stabiles Fundament in uns. Sie werden nachfolgend beschrieben.

Grundhaltungen der Resilienz

Die drei klassischen Grundhaltungen der Resilienz sind: Akzeptanz, Optimismus und Selbstvertrauen. Akzeptanz all dessen, was nicht zu ändern ist, ist die Grundvoraussetzung dafür, dass etwas Neues begonnen werden kann. Optimismus ist eine Sichtweise, welche eher die realistischen Chancen und Potenziale in einer Situation sieht als die Probleme. Selbstvertrauen ist eine Kombination daraus, sich der eigenen Ressourcen bewusst und von den eigenen Fähigkeiten überzeugt zu sein; außerdem gehört auch Selbstermächtigung dazu.

Strategien der Resilienz

Die vier klassischen Strategien der Resilienz sind: Verantwortung übernehmen, ein soziales Netzwerk aufbauen und lösungsorientiertes sowie zielorientiertes Handeln. Verantwortung übernehmen beginnt damit, dein Leben in die eigene Hand zu nehmen. Dann ist es wichtig, auf ein soziales Netzwerk zur Unterstützung zurückgreifen zu können, wenn man Hilfe benötigt. Zielorientiertes Handeln heißt, ein greifbares Ziel zu haben und den persönlichen Einsatz zu zeigen, um dieses selbstgesteckte Ziel zu erreichen. Für lösungsorientiertes Handeln braucht es eine pragmatische Einstellung, um greifbare Ergebnisse auf dem Weg zu erzielen. Die beiden Aspekte sind in diesem Buch zu einem Punkt zusammengefasst worden.

Basierend auf meiner persönlichen Erfahrung und meinen Resilienz-Seminaren habe ich noch Lebensfreude und Achtsamkeit als wichtige Voraussetzungen für ein resilientes Leben hinzugefügt. Lebensfreude ist ein wichtiger Aspekt für ein lebendiges und genussvolles Dasein und sollte nicht vernachlässigt werden. Lebensfreude und eine gewisse Leichtigkeit und Neugierde helfen dabei, auch anstrengende Lebensphasen mit einem positiven Geist als Herausforderung anzusehen und zu meistern. Die Übung der Meditation hilft, Achtsamkeit zu entwickeln, und Achtsamkeit bringt Bewusstheit in unseren Alltag. Hier nun das Gesamtbild.

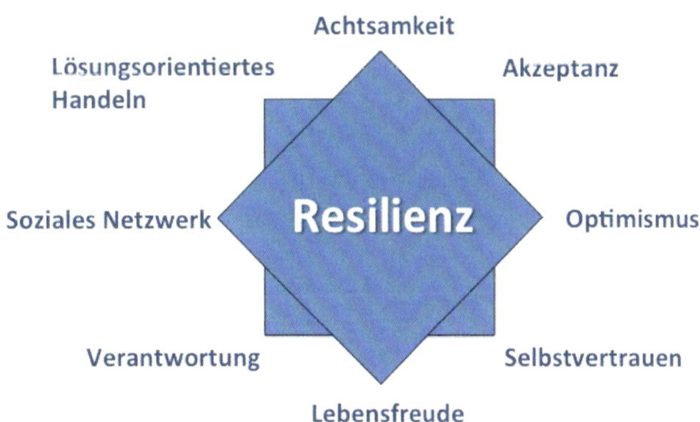

Für dieses Buch habe ich all diese Aspekte, welche die Lebenseinstellung eines resilienten Menschen ausmachen, neu formuliert. Dieses Modell liefert uns die Struktur für das vorliegende Arbeitsbuch. Den einzelnen Schlüsselkompetenzen ist jeweils eine Yogasequenz zugeordnet, die den jeweiligen Aspekt ganzheitlich erfahrbar macht.

Was macht einen resilienten Menschen aus?

I. Die Lebenseinstellung eines resilienten Menschen

Der resiliente Mensch hat eine aktive und konstruktive Lebenseinstellung:

1. Er akzeptiert den Ist-Zustand als Ausgangspunkt, um voranzuschreiten.
2. Seine Denk- und Sichtweise geht immer vom Positiven aus.
3. Er vertraut auf seine Fähigkeiten und kann auf seine Ressourcen zurückgreifen.
4. Er betrachtet die Welt mit Offenheit, Neugierde, Lebendigkeit und Leichtigkeit.

II. Strategien für ein resilientes Leben

Der resiliente Mensch verfolgt eine nachhaltige Strategie:

5. Er übernimmt Verantwortung für seinen Körper, für sein Denken und für sein Handeln.
6. Er ist eingebunden in ein soziales Netzwerk und lässt sich helfen, wenn es notwendig ist.
7. Er ist Gestalter seines Leben, hat einen Plan und ein Ziel und setzt dies lösungsorientiert um.
8. Seine Aufmerksamkeit liegt im Hier und Jetzt.

TEIL I

DIE LEBENSEINSTELLUNG EINES RESILIENTEN MENSCHEN

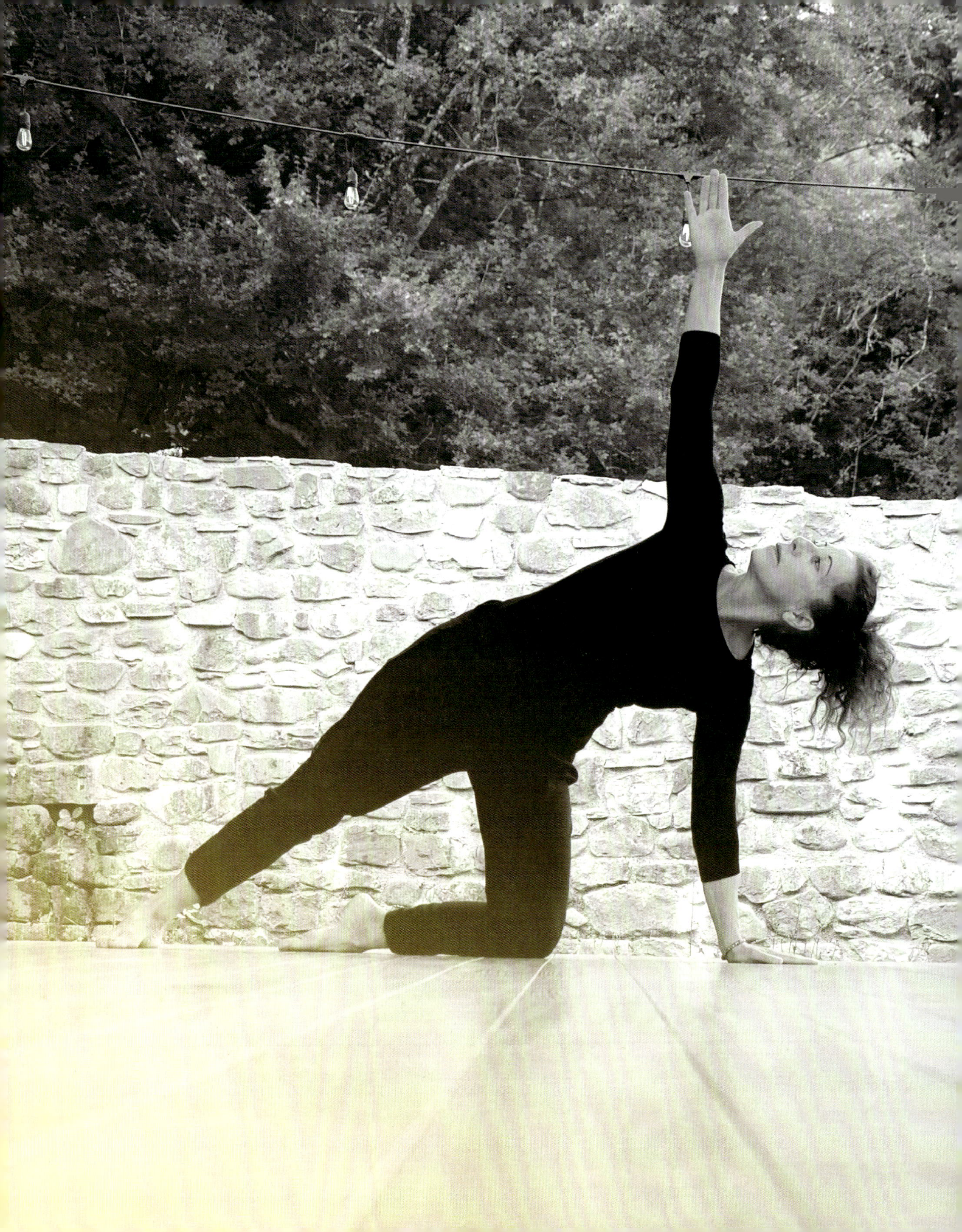

AKZEPTANZ

DER ERSTE SCHRITT ZUR RESILIENZ

„Gott, gib mir die Gelassenheit, Dinge hinzunehmen, die ich nicht ändern kann, gib mir den Mut, Dinge zu ändern, die ich ändern kann, und gib mir die Weisheit, das eine vom anderen zu unterscheiden."

vermutlich von Reinhold Niebuhr

Akzeptanz ist der erste Schritt auf unserem Weg zur Resilienz. Akzeptanz bedeutet, sich selbst anzunehmen und sich mit den äußeren Umständen auszusöhnen. Dies befreit uns von Stress, stärkt unsere Basis und gibt uns die Stabilität, die wir im Leben brauchen.

Akzeptanz ist eines der am schwierigsten zu besprechenden Themen in meinen Seminaren. Das Thema löst viele Stimmungen und viele kontroverse Diskussionen aus. Manche Menschen kommen mit dem Begriff der Akzeptanz gar nicht zurecht und sagen zum Bespiel über bestimmte Umstände, dass sie diese zwar tolerieren, nicht aber akzeptieren können. Heißt Akzeptanz, dass wir alles hinnehmen müssen? Warum ist die Akzeptanz so wichtig für uns und für unsere Stabilität? Hadern wir mit uns selbst und sind wir stets unzufrieden mit unseren Umständen? Lösen unsere Lebensumstände in uns negative Emotionen wie Angst, Ärger oder Wut aus? Wie können wir mit solchen negativen Emotionen umgehen? An dieser Stelle muss festgestellt werden: Akzeptanz ist nicht Gleichgültigkeit. Akzeptanz heißt nicht: Wir nehmen alles hin, halten den Mund und dürfen keine andere Meinung haben. Wie kann man ein tieferes Verständnis der Akzeptanz bekommen?

Annahme seiner selbst

Akzeptanz bedeutet zuallererst einmal, dass wir uns selbst annehmen, uns selbst lieben. Das bedeutet auch: Nimm dich selbst mit all deinen Gegensätzlichkeiten und Widersprüchlichkeiten an, egal, wie schwierig das auch gerade erscheinen mag. Hierfür ist es notwendig, sich selbst kennenzulernen, die eigenen Standpunkte und Sichtweisen, die eigenen Denk- und Handlungsmuster zu erkennen und all diese Aspekte anzunehmen und zu akzeptieren.

Vergebung

An dieser Stelle sollten wir kurz über Vergebung nachdenken. Vergebung ist ein wichtiger Prozess. Wenn wir nicht vergeben können, bedeutet das, dass wir Verbitterung, Groll, Hass und Wut unbewusst in uns tragen. Und das prägt unser Leben, unsere Offenheit gegenüber Begegnungen mit anderen Menschen. Können wir vergeben, sind wir auch offen für Veränderung und Wandel in unserem Leben und können auch neue Sichtweisen zulassen. Dann können wir auch neue Erfahrungen zulassen in Bereichen, in denen das bisher nicht möglich war. Vergebung sich selbst gegenüber ist die Voraussetzung, um innere Blockaden aufzulösen, die mit Verletzungen, Enttäuschungen und Ablehnungen einhergehen. Vergebung hilft, die Vergangenheit loszulassen, und schafft Raum für einen Neubeginn. Vergebung sorgt auch dafür, dass Kopf und Herz wieder frei werden und dass positive Seiten wieder gesehen werden können. So öffnet Vergebung die Tür für einen Neuanfang. Und die Bereitschaft zu vergeben und Vergebung anzunehmen ist das grundlegende Element von Beziehung.

Prüfe dein Selbstbild und mache einen Abgleich: Was lebst du wirklich im Innern und im Außen? Und wo lebst du nicht das, was und wer du wirklich bist? An dieser Stelle sollten wir einmal nach innen gehen, nachspüren und erkennen, was uns selbst ausmacht.

Reflexion: Sich selbst annehmen

Frage dich:

- Wer bin ich und was macht mich aus?
- Welche Haltung/Beziehung habe ich zu mir selbst?
- Was braucht es, damit ich mich selbst annehmen kann, so wie ich bin?
- Schaue ich gerne in den Spiegel?
- Entdecke ich in mir Widersprüchlichkeiten? Aspekte, die ich annehmen kann? Aspekte, die ich ablehne?
- Welche Teilaspekte meiner Person hindern mich daran, mich anzunehmen?
- Wie gehe ich mit Aspekten um, die ich als nicht förderlich erkannt habe? Lasse ich da alles, wie es ist? Kann ich es verändern? Wenn ja, mit welcher Strategie?

Erinnere dich jeden Tag an Selbstannahme und Selbstliebe. Verabrede dich dafür für eine kurze Zeit mit dir selbst, schau in den Spiegel und übe dich darin, dich selbst anzunehmen, wie du bist.

Eine Meditation zur Selbstannahme

Komme in eine entspannte liegende oder sitzende Haltung. Schließe deine Augen. Spüre in deinen Körper hinein, spüre, wie es ihm geht und wie er sich anfühlt. Welche Körperempfindungen nimmst du wahr?

Lenke deine Empfindungen vom Körper nun zum Atem und lasse dich ganz ein auf den Rhythmus deines Ein- und Ausatmens. Dein Atem kommt und geht ganz von allein. Vielleicht spürst du schon jetzt oder in einer Weile, wie dein Körper und Geist immer ruhiger werden. Lasse deinen Atem nun vermehrt in den Brustraum fließen. Werde ganz weit in deinem Brustraum. Lasse dich berühren von dieser Weite in deinem Herzraum. Verweile einige Momente hier in deinem Herzraum.

Nun stelle dir vor, wie es ist, dich zu akzeptieren, so wie du bist, mit all deinen Gegensätzlichkeiten und allen Aspekten deines Seins. Sage nun zu dir selbst: „Ich nehme mich so an, wie ich bin, und lasse dieses Gefühl sich ausbreiten nach oben und unten, nach vorne und hinten, nach rechts und links." Spüre die Akzeptanz jetzt mit deinem ganzen Wesen.
Spüre nach: Wie fühlt es sich an, in die vollkommene Akzeptanz einzutauchen? Verweile noch einige Momente in diesem Gefühl ... Atme jetzt drei bis vier Mal etwas tiefer ein in den Bauch. Atme vollständig aus. Spüre in deine Füße hinein, in deine Hände, in deinen ganzen Körper und öffne dann wieder deine Augen.

Mache dir auch bewusst, was dir alles gegeben wurde und was du eigentlich für selbstverständlich hältst, und sei dankbar dafür; dazu gehören das eigene Leben, deine Möglichkeiten und deine äußeren Umstände. Das eigene Leben zu schätzen heißt, sich daran zu erinnern, dass das Leben kostbar ist und für alle Möglichkeiten, die dir dieses Leben schenkt, dankbar zu sein. Dann kannst du dich mit offenem Herzen auf das Leben einlassen und alles willkommen heißen, was das Leben dir anbietet. Egal, wie groß oder klein dein Reichtum gerade ist, fühle und spüre Dankbarkeit für alles, was dir gegeben wurde.

Hast du die Selbstannahme und Selbstliebe in dir kultiviert, kannst du auch liebevolle Beziehungen mit anderen Menschen[4] eingehen.

Aussöhnung mit den äußeren Umständen

Unser Alltag bringt uns immer wieder neue Herausforderungen. Doch Veränderungen, wie sie immer wieder im Leben geschehen, zum Beispiel durch Umstrukturierungen im Außen, durch eine Krankheit oder eine Krise, bringen auch Unsicherheiten und Stress mit sich. An dieser Stelle sollten wir uns bewusst werden, dass sich alles, was sich uns

[4] *siehe dazu auch Kapitel 6 zum sozialen Netzwerk*

im Außen sozial, beruflich und partnerschaftlich zeigt, permanent in einem Prozess der Wandlung befindet. Wie schon Heraklit sagte: Alles fließt und nichts bleibt; es gibt nur ein ewiges Werden und Wandeln. Akzeptiere nun auch deine äußeren Umstände, also all das, was du gerade beruflich machst und in welchem sozialen Kontext du gerade stehst.

Ein resilienter Mensch kann akzeptieren, dass es verschiedene Lebenswahrheiten und Möglichkeiten gibt. Sind wir in der Grundhaltung der Akzeptanz, können wir anerkennen, dass wir alle unterschiedlich sind. Und ohne uns mit anderen vergleichen zu müssen, liegt unser Fokus auf unseren eigenen Fähigkeiten. So erkennen wir immer mehr unseren eigenen Ausdruck und erkennen die Fähigkeiten der anderen an, ohne diese zu kopieren oder schlechtmachen zu müssen. Das heißt nicht, dass wir nicht Vorbilder haben können.

Wir können auf unsere Fähigkeiten und unser Können vertrauen und unsere Fähigkeiten weiterentwickeln. Wir setzen diese Fähigkeiten und das Können beruflich, sozial und auch für uns selbst ein.

Hast du dich mit deiner Realität ausgesöhnt, kannst du einen Schlussstrich ziehen und dich besser aus alten Verstrickungen lösen. Erst dann bist du wirklich bereit für einen Neubeginn. Du bist klar in deinem Geist und frei von Zweifeln.

Akzeptanz zu üben mag manchmal schwerfallen. Hast du dich aber darin geübt, die Grundhaltung der Akzeptanz immer wieder in deinen Alltag einfließen zu lassen, dann kannst du in Zeiten der Herausforderung oder in Krisenzeiten in deiner Kraft bleiben und aus einer gewissen Sachlichkeit heraus handeln. Akzeptanz gibt dir Stabilität, Sicherheit, Stärke und Kraft für deinen Neubeginn. Auf diese Weise kannst du offen bleiben und sagen: „Ich heiße diese neue Herausforderung willkommen, da ich an ihr wachsen kann.“ Dann kannst du das Leben als ein gesundes Fließgleichgewicht erfahren.

YOGASEQUENZ MIT DEM SCHWERPUNKT

AKZEPTANZ

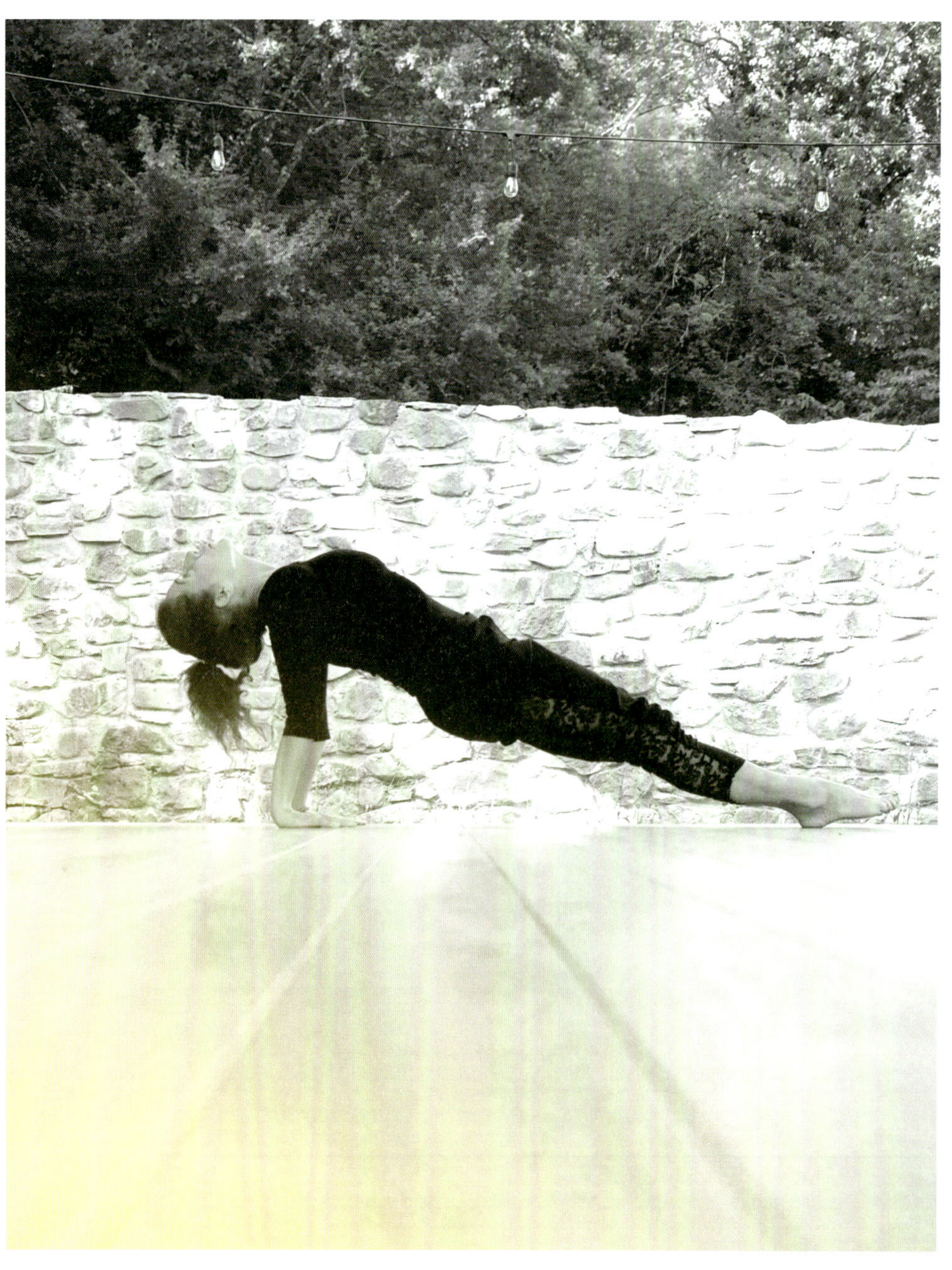

1. TADASANA - DER BERG

Komme ins Stehen. Deine Füße sind hüftweit auseinander. Dein Oberkörper ist aufrecht, der Kopf mittig ausgerichtet und die Handinnenseiten weisen nach vorne. Deine Beine sind stabil. Richte dein Brustbein ein wenig auf und bringe deine Schulterblätter etwas zusammen. Spüre, wie deine Füße den Boden berühren, wie sie im Kontakt mit der Erde sind. Fühle dich im Kontakt mit der Erde. Spanne sanft dein Gesäß an. Atme zu deiner Körpermitte hin ein und über die Beine und Füße zur Erde hin aus.

Nimm geistig Stabilität in dir wahr und Standfestigkeit und Zentrierung in deinem Körper. Bleibe hier für 3 bis 4 Atemzüge im Stand aufgerichtet, stabil in deiner Basis.

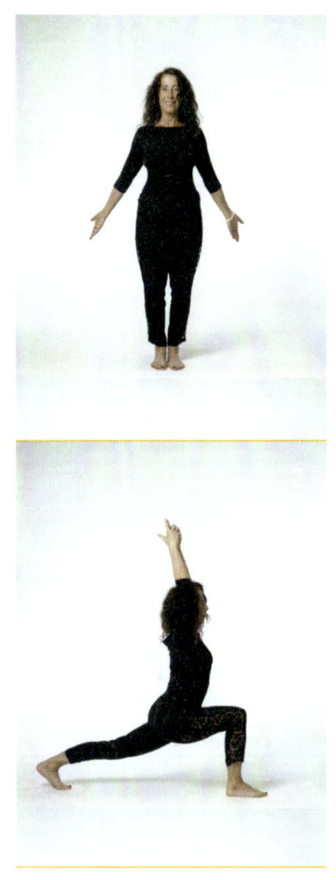

2. ASHTA CHANDRASANA - MOND-VARIATION

Mache aus dem Stand einen Ausfallschritt mit dem linken Bein nach hinten; das linke Bein bleibt ausgestreckt. Die Ferse des linken Fußes geht sanft in Richtung Boden; der rechte Vorderfuß ist in festem Kontakt mit dem Boden. Der Oberkörper bleibt nach vorne ausgerichtet, die Hüften in gleicher Ausrichtung wie die Schultern. Bringe einatmend die Arme über die Seiten gestreckt über dem Kopf zusammen in Richtung Decke, sodass die Handinnenseiten sich berühren. Bringe dann ausatmend das rechte Knie in einen rechten Winkel. Das Becken zieht gleichzeitig sanft in Richtung Boden.

Fühle hier deine Stabilität, deine Standfestigkeit und deine gelassene Zentriertheit. Bleibe kraftvoll in der Basis, offen und weit im Oberkörper. Bleibe in dieser Position für 3 bis 4 Atemzüge. Gehe dann direkt in den Seitwechsel. Löse danach und spüre nach.

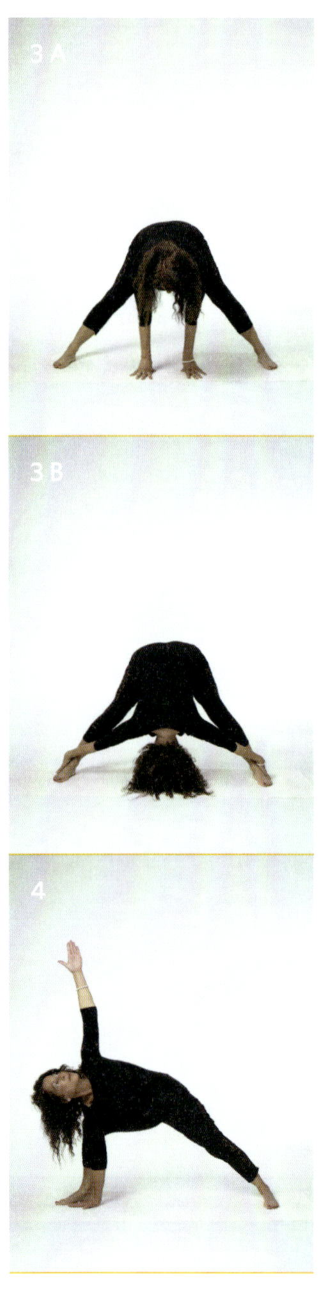

3. A+B PRASARITA PADOTTANASANA – DIE GEGRÄTSCHTE VORWÄRTSBEUGE

Du stehst quer auf der Yogamatte, mit deinen Füßen eine Beinlänge auseinander. Hebe einatmend deine Arme in Richtung Decke. Senke ausatmend die Arme nach unten und bringe deine Fingerspitzen oder Handflächen vor dir zum Boden (Abb. 1.3 A). Lege alternativ die Hände auf Yogaklötzen ab oder umfasse deine Fußgelenke von außen mit deinen Händen (Abb. 1.3 B). Bringe Stabilität in deine Basis. Bleibe weit und weich in den Schultern. Lasse deinen Kopf ganz entspannt.
Achtung! Löse bei Druck im Kopf bzw. in den Augen die Position rechtzeitig auf. Bei Bluthochdruck gehe alternativ in die sitzende gegrätschte Vorwärtsbeuge.
Bleibe in dieser Position für 3 bis 4 Atemzüge.
In dieser Übung bist du dir ganz nahe. Ziehe die Sinne zurück und regeneriere. Spüre die Hingabe an das, was ist. Das ist Akzeptanz. Löse dich dann aus der Übung.

4. UTTHITA PARSHVAKONASANA – GESTRECKTE SEITLICHE WINKELSTELLUNG

Komme in den Vierfüßlerstand und bringe deinen rechten Fuß nach vorne zwischen deine Hände für „den Sprinter". Strecke das linke Bein durch und nach hinten aus und bringe dabei die linke Fußsohle quer auf den Boden, sodass die Zehen vom Körper wegzeigen. Bringe nun einatmend die linke Schulter mit dem linken Arm durchgestreckt in Richtung Decke. Die rechte Hand bleibt am Boden. Arme und Schultern sind in einer geraden Linie. Halte diese Position für 4 bis 5 Atemzüge. Spüre Öffnung, Weite und Akzeptanz: Es gibt verschiedene Meinungen und Wahrheiten. Komme zum Lösen zurück in den Vierfüßlerstand und gehe dann in den Seitwechsel.

5. BALASANA – DIE STELLUNG DES KINDES

Komme in den Fersensitz. Bringe nun deinen Oberkörper langsam nach vorne und lege ihn auf den Oberschenkeln ab. Bringe deine Stirn vor dir zum Boden. Die Arme sind seitlich am Körper, die Finger zeigen in Richtung Füße. Dein Rücken ist ganz entspannt. Atme in die Körpermitte hinein und lasse deinen Körper dabei ganz schwer werden; sei im Kontakt mit der Erde. Lasse mit jeder Ausatmung los und fließe noch mehr in die Erde hinein. Bleibe für ca. 10 Atemzüge. Komme hier zur Ruhe und lasse für einen Augenblick allen Stress, alle Spannungen und Widerstände und alle deine Gedanken los.

6. A + B BIDALASANA/BITILASANA – KATZE/KUH

Komme in den Vierfüßlerstand. Die Arme sind durchgestreckt. Die Handgelenke sind unter deinen Schultern. Spüre, wie die Erde dich trägt. Deine Wirbelsäule ist kraftvoll und stark. Mache jetzt einen Katzenbuckel (Bidalasana Abb. 1.6. A), dann einen Sattelrücken bzw. die Kuhhaltung (Bitilasana Abb. 1.6 B) und wiederhole diese Abfolge 3 bis 6 Mal. Gehe direkt weiter in Phalakasana.

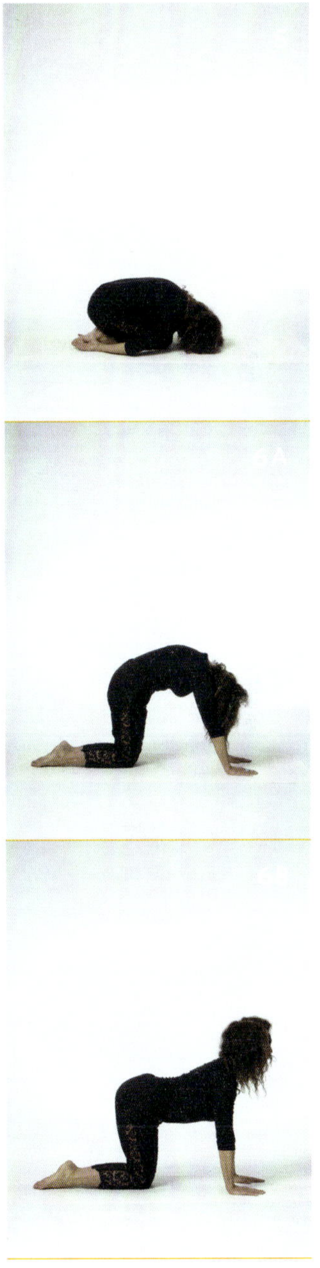

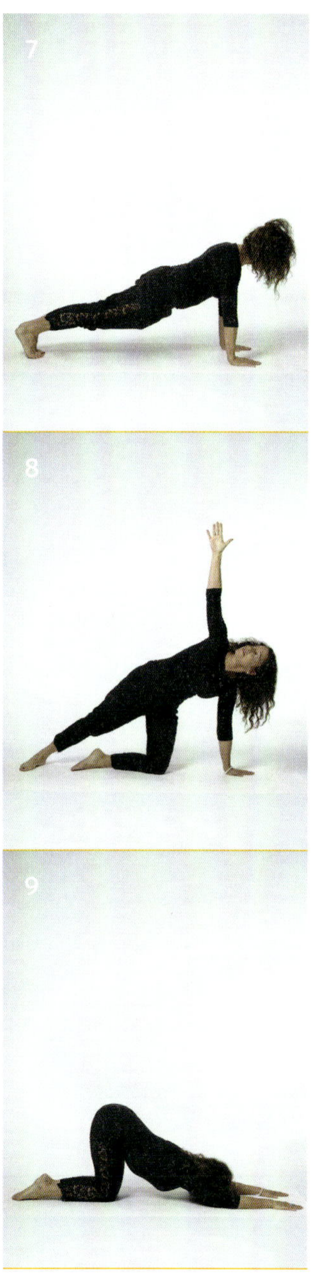

7. PHALAKASANA - DIE PLANKE

Strecke aus dem Vierfüßlerstand zuerst das rechte Bein nach hinten aus und dann das linke Bein. Die Zehen berühren den Boden. Die Bauchmitte ist leicht herangezogen. Die Bauchmuskeln sind sanft aktiv. Die Arme bleiben durchgestreckt. Die Handgelenke sind unter deinen Schultern. Hier gibt es vier Auflageflächen mit Berührung der Erde, die dich tragen. Deine Wirbelsäule ist kraftvoll und stark. Dein Kopf bleibt in der Verlängerung der Wirbelsäule. Bleibe hier für 5 bis 8 Atemzüge. Gehe direkt weiter in Vasishtasana.

8. VASISHTASANA - SEITSTÜTZ MIT EINEM GEBEUGTEN BEIN

Aus der Planke kommend legst du dein linkes Knie am Boden ab. Deine rechte Schulter dreht sich zur Decke und du streckst gleichzeitig den rechten Arm in Richtung Decke aus. Die linke Hand ist unter den Schultern. Bleibe hier für 4 bis 5 Atemzüge. Spüre die Kraft in deinem linken Arm. Spüre dein Gleichgewicht und deine Zentrierung. Sage dir: *„Ich nehme einen neuen Blickwinkel ein und kann so neue Seiten in mir entdecken."* Komme dann in den Seitwechsel. Löse danach und spüre kurz in Balasana nach.

9. ANAHATA ASANA - DIE HERZ ÖFFNENDE HALTUNG

Komme wieder in den Vierfüßlerstand und bringe deine Arme so weit nach vorne, dass die Unterarme und deine Stirn den Boden berühren. Die Schultern sind entspannt und weit geöffnet. Dein Brustbein fließt Richtung Boden. Bleibe hier für 5 bis 6 Atemzüge. Spüre in dieser Übung Weite und Raum. Spüre deine Offenheit im Herzen. Spüre die Akzeptanz. Gehe dann von hier direkt weiter in den Fersensitz.

10. USHTRASANA - DAS KAMEL

Du bist im Fersensitz. Lege bei Bedarf eine zusammengefaltete Decke unter deine Knie. Hebe jetzt dein Gesäß und richte deinen Oberkörper auf. Bringe sanft die Schulterblätter zusammen und führe dabei deine Arme und Hände seitlich des Körpers nach hinten in Richtung Fußgelenke und umfasse sie. Du bringst dabei den Kopf sanft in den Nacken. Spüre die Öffnung und Weite im Oberkörper, in Schultern, Brustkorb und Solarplexus. Bleibe hier für 3 bis 5 Atemzüge. Spüre die Akzeptanz. Bleibe offen und weit und erkenne an, dass es unterschiedliche Meinungen und Wahrheiten gibt. Löse dann, spüre kurz in Balasana nach und komme dann mit ausgestreckten Beinen zum Sitzen für Pashchimottanasana.

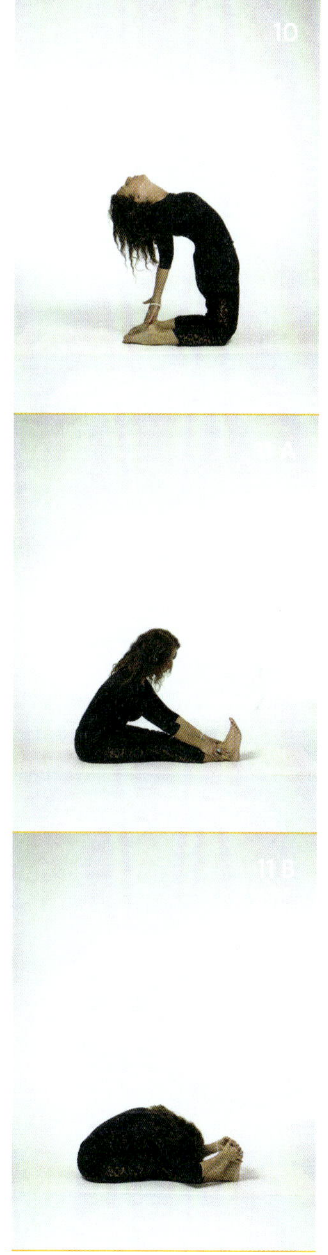

11. A + B PASHCHIMOTTANASANA - VORWÄRTSBEUGE IM SITZEN

Du sitzt mit ausgestreckten Beinen am Boden. Die Zehen sind sanft herangezogen, die Fersen gehen vom Körper weg. Die Kniekehlen gehen sanft in Richtung Boden. Beuge dich nun ausatmend mit deinem Oberkörper über die Beine nach vorne und umfasse mit den Händen deine Beine (Abb.1.11 A) oder die Zehen (Abb.1.11 B). Der Kopf bleibt möglichst in einer Linie mit der Wirbelsäule. Schließe die Augen und bleibe hier für mindestens 5 Atemzüge. Atme in deine Körpermitte hinein und komme beim Ausatmen immer mehr in deinem eigenen inneren Raum an. Ziehe dich währenddessen mit all deinen Sinnen nach innen zurück. Regeneriere, bleibe dir ganz nah und übe dich in Geduld und Akzeptanz dessen, was ist.

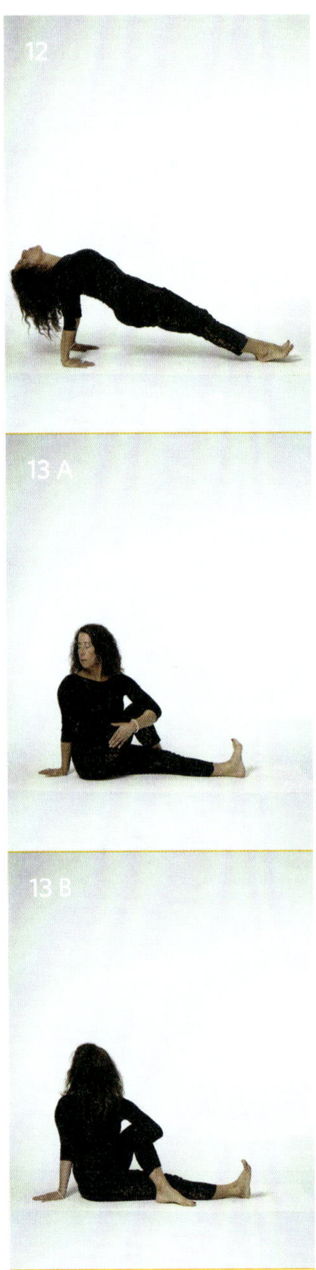

12. PURVOTTANASANA - DIE SCHIEFE EBENE

Sitze mit ausgestreckten Beinen und drücke die Fersen fest in den Boden. Hebe nun deine Hände mit der Einatmung über den Kopf und bringe sie bei der Ausatmung seitlich hinter deinem Becken zum Boden. Die Fingerspitzen zeigen zu deinen Füßen. Hebe nun dein Becken an und drücke dich hoch in die schiefe Ebene. Der Kopf bleibt in der Verlängerung der Wirbelsäule.

13. A+B ARDHA MATSYENDRASANA - DER DREHSITZ

Du sitzt mit ausgestreckten Beinen am Boden. Nimm nun deinen rechten Fuß und bringe ihn zur Außenseite deines linken Beins, in Höhe des linken Knies. Umfasse nun mit der linken Hand deinen rechten Oberschenkel, sodass die Fingerspitzen in einer Linie mit deinem rechten Oberschenkel sind. Hebe einatmend den rechten Arm an und drehe dich zur rechten Seite. Lege deine rechte Hand am Rücken ab, die Finger zeigen weg vom Körper. Der Rücken ist gerade, die Schultern sind entspannt und auf einer Höhe. Der Kopf zieht nach rechts. (Abb. 1.13 A) Atme sanft ein und aus und schließe deine Augen. Bleibe in dieser Position für 5 bis 6 Atemzüge. Spüre, wie du deinen Geist ausrichtest, während du innerlich deinen Körper aufrichtest. Sei aufrichtig zu dir und spüre die Akzeptanz mit dem, was dich jetzt gerade ausmacht. Löse einatmend und komme in den Seitwechsel (Abb. 1.13 B). Spüre nach.

14. SHAVASANA - DIE ENTSPANNTE RÜCKENLAGE

Komme auf deiner Yogamatte ins Liegen. Deine Füße sind hüftweit auseinander. Deine Arme liegen neben dem Körper, die Handrückseiten zeigen zum Boden. Deine Schultern sind offen, der Kopf ist mittig ausgerichtet. Bleibe in dieser Position ganz locker und ganz entspannt. Atme für 3 Atemzüge in deine Körpermitte tief ein und atme jegliche Spannung vollständig aus. Lasse vollständig los. Komme zur Ruhe und lass deinen Atemfluss jetzt ganz natürlich in seinem Rhythmus fließen. Fühle und spüre: *„Ich akzeptiere mich so, wie ich bin."* Bleibe hier in dieser entspannten Haltung für ca. 5 bis 10 Minuten.

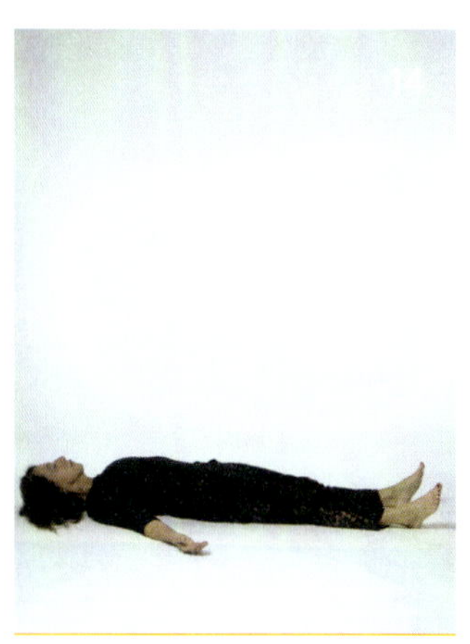

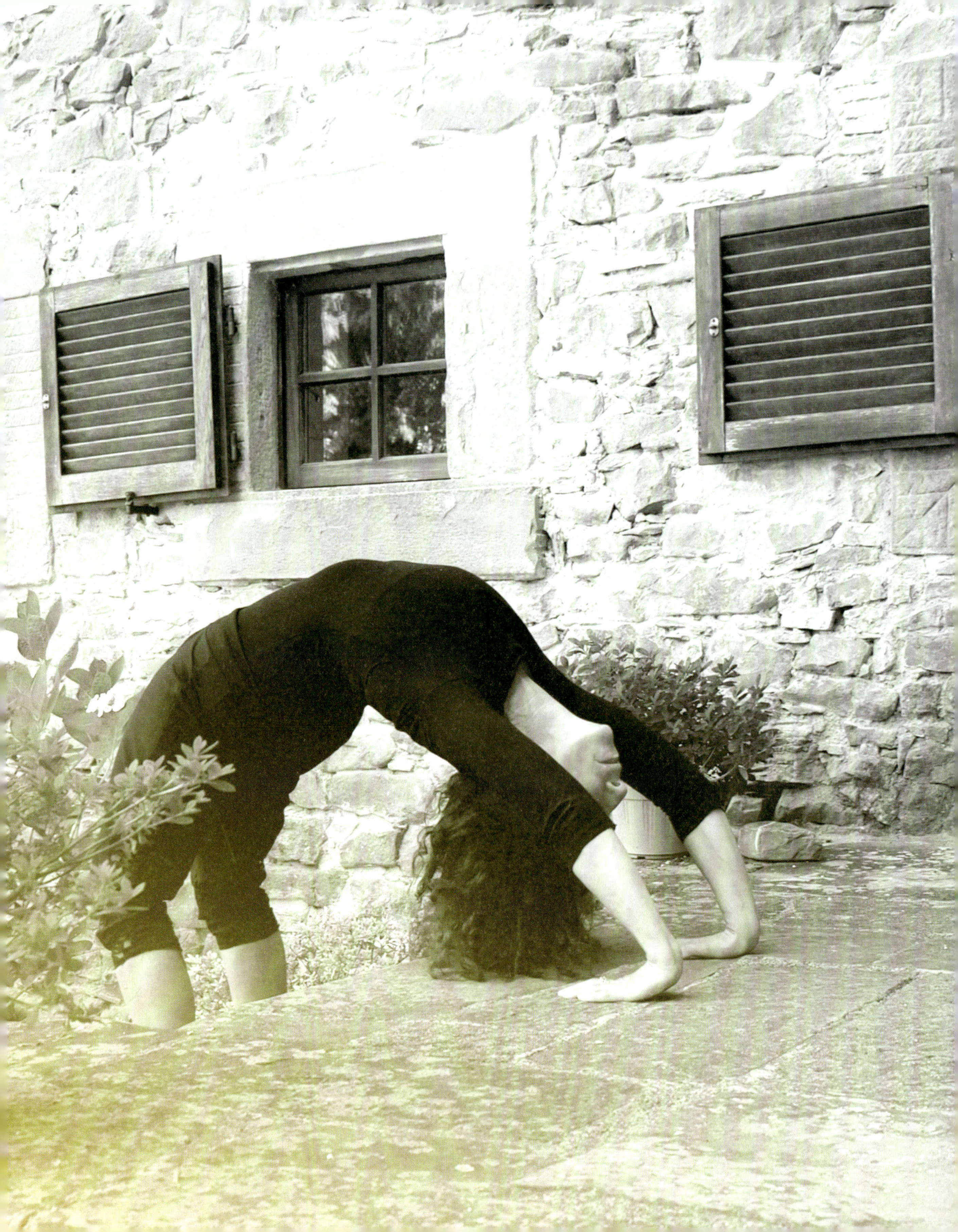

DIE WELT MIT **OPTIMISMUS** BETRACHTEN UND EINE POSITIVE RESONANZ ERZEUGEN

„Es gibt keine Probleme, es gibt nur Herausforderungen."

Redensart

Realistische Optimisten schauen eher auf die Chancen und Potenziale in einer Situation als auf die Probleme. Sie kennen das Resonanzprinzip und wenden es in ihrem Leben an.

Es ist förderlich, eine positive Lebenseinstellung zu haben. Optimismus ist eine lebendige Kraft und eine wichtige Ressource in uns. Optimismus ist weniger eine Stimmung als eine Lebenseinstellung. Wenn du daran glaubst, dass etwas gelingen wird, dann bist du auf dem besten Weg dahin, dass es auch gelingt. Realistischer Optimismus basiert auf einer pragmatischen Weltsicht, welche die reale Machbarkeit berücksichtigt. Mit der positiven Lebenseinstellung und der Zuversicht eines realistischen Optimismus vertrauen wir darauf, dass es immer eine Lösung für ein gegebenes Problem gibt.

Egal, in welcher scheinbar oder auch tatsächlich unabänderlichen Situationen wir uns befinden, sehen wir die Situation aus einem konstruktiven Blickwinkel als beeinflussbar an. Wir vertrauen darauf, dass es Lösungswege gibt und dass wir einen Weg finden werden. Erfolge haben wir aufgrund unserer eigenen Fähigkeiten. Da wir etwas tun können, beispielsweise etwas anderes ausprobieren, müssen wir bei Rückschlägen auch nicht gleich aufgeben. Es gibt bei jeder Sache einen positiven Aspekt, auf den wir unseren Fokus richten können.

Die Erwartung eines realistischen Optimisten

Optimisten sind Menschen, die davon überzeugt sind, dass sie fast alles schaffen und erreichen können. Sie sind weit in ihrem Herzen. Sie heißen jede Herausforderung willkommen und suchen dann nach Lösungswegen. Es gibt für sie nicht nur einen einzigen Weg, ihr Ziel zu erreichen, sondern sie bleiben offen für einen Perspektivwechsel, offen für neue Erkenntnisse, für neue Ideen und neue Impulse. Und sie überprüfen dieses Neue daraufhin, ob es dabei förderlich ist, das jeweilige Ziel zu erreichen. Wenn ein Lösungsweg nicht funktioniert, gibt es einen anderen. Ein Optimist hat in sich stets eine Neugierde: Wie wird der Weg aussehen, der mich zu meinem eigenen Erfolg führt? Der Optimist nutzt die Lebendigkeit, die Freude am Ausprobieren, die Freude der Kreativität und auch das Wissen darum, dass er es schaffen kann.

Das Wunderbare an Optimisten ist, dass sie flexibel sind und nicht an starren und gewohnten Mustern festhalten. Sie haben erkannt, dass jeder Tag neue Möglichkeiten und Chancen bietet, wenn wir uns im Geiste und im Herzen für die verschiedenen Situationen, die sich im Außen zeigen, öffnen. Sie sind auch offen für Impulse von außen, bereit, eigene Ideen zu überdenken und zu verändern, und eine neue Richtung einzuschlagen, wenn sie die Notwendigkeit hierfür sehen.

Eine Meditation zum Optimismus

Begib dich in eine ganz entspannte Rückenlage oder nimm eine sitzende Haltung ein. Schließe deine Augen. Spüre nun in deinen Körper hinein, wie es ihm geht: Fühlt er sich leicht an oder gibt es Verspannungen? Verbinde dich nun mit jener Instanz in dir, die stets wachsam und aufmerksam ist. Nimm drei tiefe Atemzüge und atme dann vollständig über den Mund aus. Gib bei der Ausatmung alle Gedanken und Empfindungen ab, die du für diese Übung nicht brauchst. Mache dich leer, offen und weit …

Frage dich nun, was der Begriff Optimismus in dir auslöst.

Was bedeutet es für dich, in allen Lebenslagen ein optimistischer Mensch zu sein? Optimismus ist eine wunderbare Grundhaltung, die stets nach Lösungen sucht und die nicht mit Anstrengungen, sondern mit Leichtigkeit verbunden ist. Lasse dich für einen Augenblick durchfluten von diesem Aspekt: Ich bin ein optimistischer Mensch. Ich mache mich auf den Weg. Ich bin offen für neue Sichtweisen und Perspektiven. Kann ich sie einfach und mit Freude wahrnehmen? Oder spüre ich leichte Verkrampfungen und Widerstände in meinem Körper oder eine Enge in meiner Atmung? Nimm es einfach nur wahr und fühle es. Und wenn du die Leichtigkeit jetzt noch nicht wirklich fühlen kannst, setze deinen Verstand ein, um zu erkennen, was Optimismus für dich bedeuten könnte. Nimm dir etwas Zeit dafür. Spüre nach: Wie fühlt es sich an, optimistisch auf die Welt zu schauen? Sage dir: „Egal, wie die Herausforderung zunächst aussieht, ich will diese Herausforderung annehmen! Dann kann ich nach Lösungsmöglichkeiten Ausschau halten."

Atme tief in deinen Körperraum hinein und erfülle dich von innen heraus mit dem Gefühl des Optimismus. Lass deinen Körper und deinen Geist durchfluten von der Kraft und sage dir innerlich: „Ich bin ein optimistischer Mensch!" Verweile einige Momente in diesem Gefühl … Atme jetzt 3 bis 4 Mal etwas tiefer ein in den Bauch. Atme vollständig aus. Spüre in deine Füße hinein, in deine Hände und in deinen ganzen Körper und öffne dann wieder deine Augen.

Das Resonanzprinzip

Das Leben spiegelt im Außen, was du als Einstellung oder Erwartung schon in dir trägst. Das ist das Resonanzprinzip. Änderst du deine Sichtweise, dann ändert sich auch die Resonanz der Welt, in der du lebst.

Wie das Resonanzprinzip wirkt

Das Resonanzprinzip wirkt immer und überall. Es stammt aus der Akustik und beschreibt das Mitschwingen einer Saite beim Anschlagen einer anderen Saite gleicher Tonhöhe. Unsere Gedanken sind wirksame Kräfte, mit denen wir unsere eigene Welt formen, und unsere Aufmerksamkeit verstärkt die jeweiligen Inhalte, denn: Gleiches zieht Gleiches an. Die Dinge, die sich uns im Außen zeigen, sind Reaktionen auf Inhalte unseres Denkens, ob bewusst oder unbewusst. Das Resonanzprinzip besagt: Was in deiner inneren Welt lebt, wird sich auch in deiner äußeren Welt zeigen. Es hilft dir, deinen eigenen Anteil an einer Situation zu erkennen. Daher lass uns jetzt einmal dein Selbstbild und deine Außenwirkung überprüfen:

Reflexion: Selbstbild und Resonanz

- In welchen Lebensbereichen lebst du eine optimistische Einstellung? In welchen nicht?
- Ist deine Außenwirkung optimistisch? Oder gibt es hier noch eine Unsicherheit? Falls ja: Was braucht es, um diese Unsicherheit aufzulösen?
- Welche Impulse sendest du unbewusst an die Außenwelt aus? Sind diese Impulse einladend oder abweisend?
- Welche Menschen ziehst du an? Und welche Menschen stößt du ab?

Eine optimistische Lebenseinstellung im Alltag

Wie können wir eine optimistische Grundhaltung im Alltag lebendig werden lassen? Dies gelingt wohl am besten, indem wir unser Denken und unsere Sichtweise der Dinge ändern. Eine positive Lebenseinstellung kreiert ein starkes Energiefeld.[5] Wenn wir diese positive Sichtweise nach außen transportieren, werden wir auf unser Umfeld spürbar positiv einwirken, indem wir unsere positive Energie nach außen strahlen lassen. Zeigen wir also unseren Optimismus und unsere Empathie! So können wir positive Resonanz im Außen erwarten. Schenken wir ein Lächeln, lächelt das Leben zurück.

[5] *vgl. dazu Frederic Dodson: Energie-Level – Eine spektrale Reise durch die Bewusstseinsebenen*

YOGASEQUENZ MIT DEM SCHWERPUNKT

OPTIMISMUS

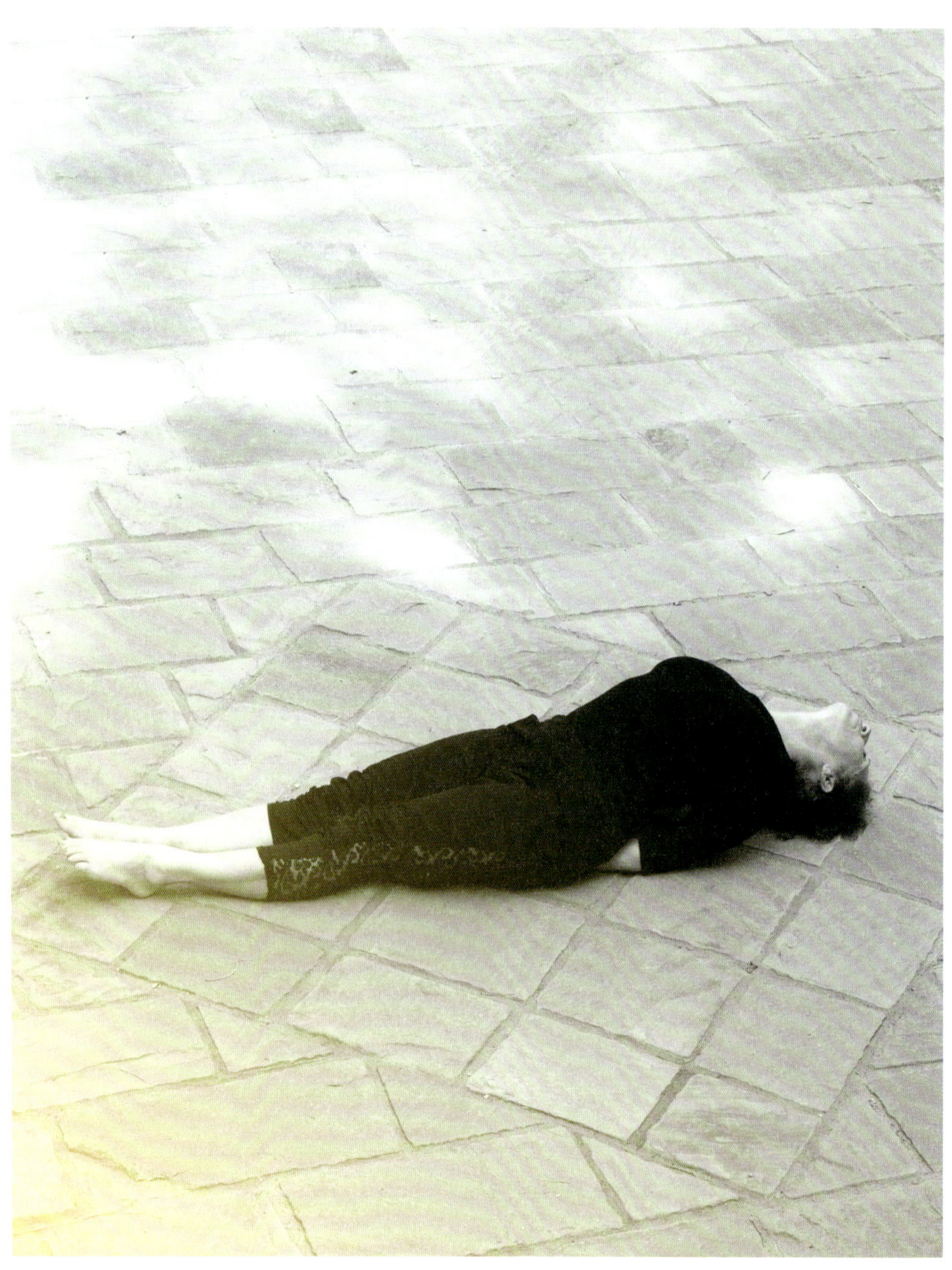

1. PARSHVA URDHVA HASTASANA – DER STEHENDE HALBMOND

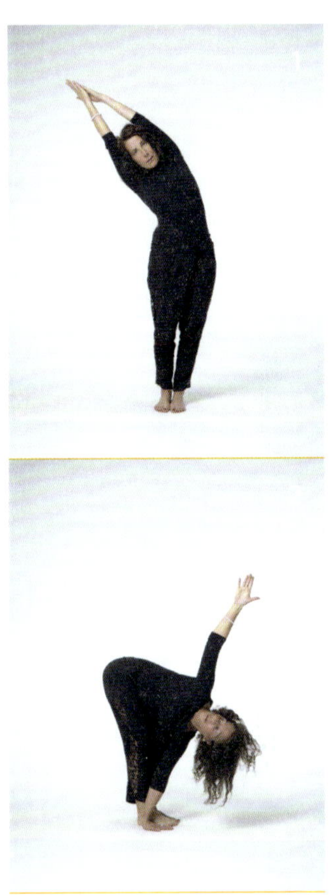

Komme auf deiner Yogamatte in eine stehende Position. Deine Füße und Beine sind parallel zueinander. Beine und Gesäß sind sanft angespannt. Hebe einatmend die Arme an und bringe die Hände über dem Kopf zusammen. Werde über die Beine bis zu deinem Becken ganz lang. Atme in deine Körpermitte ein und beuge dich nun ausatmend zur rechten Seite. Deine Füße und Beine sind stabil. Atme in dieser Position 4 bis 5 Mal ein und aus.
Spüre in dieser Übung deine Stabilität und deine Flexibilität. Spüre, wie du den Geist in alle Richtungen weit machst und wie du nach neuen Möglichkeiten Ausschau hältst, um dich weiterzuentwickeln.
Komme dann zurück zur Mitte und in den Seitwechsel.

2. PADA HASTASANA – DIE STEHENDE VORWÄRTSBEUGE, VARIATION GEDREHT

Komme wieder in eine stehende Position, und zwar auf dem vorderen Drittel deiner Yogamatte. Deine Füße sind hüftweit auseinander. Hebe einatmend die Arme über den Kopf und bringe ausatmend beide Hände an der Außenseite des rechten Fußes auf den Boden. (Wenn du mit deiner linken Hand den Boden nicht berühren kannst, so kannst du einen Yogaklotz unterlegen.) Das linke Knie ist sanft angebeugt, das rechte bleibt durchgestreckt. Hebe nun deine rechte Schulter und deinen rechten Arm ausgestreckt in Richtung Decke. Dein Blick geht hoch zur rechten Hand. Bleibe hier für 3 bis 5 Atemzüge. Bleibe weich in deinem Gesicht und in deiner Atmung.
Öffne deinen Geist. Spüre Öffnung und Weite, um neue Sichtweisen in dir zu entdecken, zu erkennen und anzunehmen. Mache dieses Asana zu einer meditativen

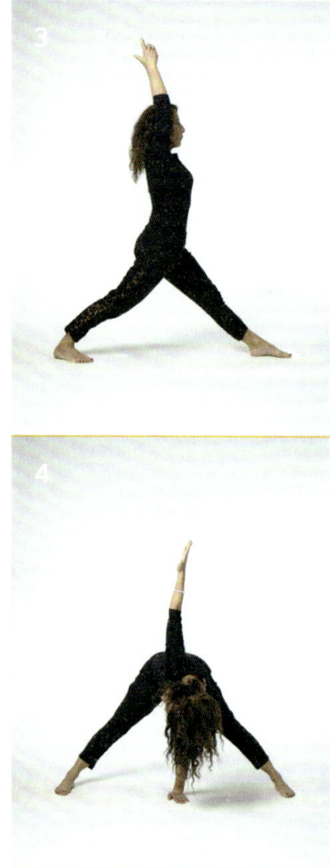

Übung und spüre in dir Offenheit und Flexibilität.
Löse die Haltung auf, indem du den rechten Arm absenkst. Bringe dann deine Hände zur Außenseite des linken Fußes für den Seitwechsel. Löse nach dem Seitwechsel auf und komme langsam, Wirbel für Wirbel, wieder nach oben und spüre im Stehen nach.

3 VIRABHADRASANA I – DER HELD I

Komme jetzt zum vorderen Rand der Yogamatte. Bringe das rechte Bein in den Ausfallschritt nach hinten außen. Beide Knie sind sanft durchgestreckt. Der Oberkörper ist nach vorne hin ausgerichtet. Bringe mit der Einatmung die Arme über den Kopf; die Handinnenseiten berühren sich. Werde aus den Flanken heraus lang. Bleibe weit und offen im Hals, Nacken und Schulterbereich. Bleibe hier für 5 bis 6 Atemzüge.
Spüre deine stabile Basis und sage dir: *„In der Gegenwart zentriert bleibe ich offen für den nächsten Schritt. Ich baue ihn auf und ich weiß: Ich kann es!"*
Löse und komme direkt in den Seitenwechsel.

4 PARIVRITTA PRASARITA PADOTTANASANA – DIE GEGRÄTSCHTE VORWÄRTSBEUGE MIT SEITLICHER DREHUNG

Du stehst quer auf deiner Yogamatte; deine Füße sind eine Beinlänge auseinander. Hebe einatmend die Arme über den Kopf und bringe ausatmend die Arme vor deinem Körper in Richtung Boden. Die linke Hand oder die Fingerspitzen der linken Hand berühren den Boden. Bei Bedarf lege unter diese Hand einen Yogaklotz. Die rechte Schulter und der rechte Arm gehen ausgestreckt in Richtung Decke. Schultern und Arme sind in einer geraden Linie. Bleibe in dieser Position für 4 bis 5 Atemzüge.

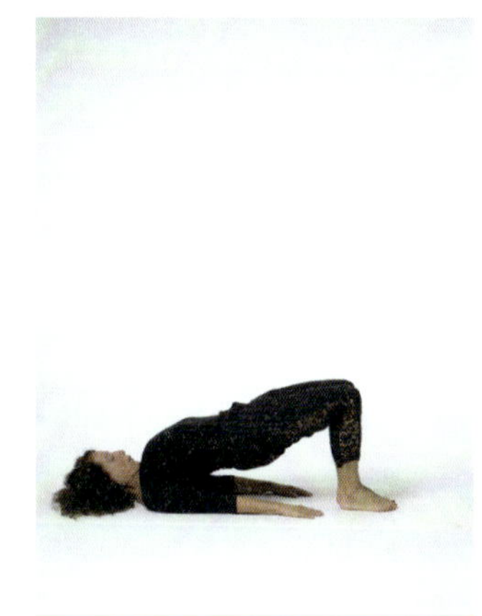

Spüre Stabilität aus der Körpermitte und Flexibilität. Diese Position hilft, neue Perspektiven zu erkennen. Sage dir: *„Ich bin optimistisch und nehme die Herausforderung an."*
Komme zurück in die gegrätschte Vorwärtsbeuge und gehe dann in den Seitwechsel. Löse danach vollständig auf und komme in die Rückenlage.

5 SETU BANDHA SARVANGASANA – SCHULTERBRÜCKE KLASSISCH

Stelle in der Rückenlage deine Füße auf. Deine Arme sind seitlich am Körper, die Handinnenseiten zeigen zum Boden. Dein Kinn ist leicht herangezogen. Hebe mit der Einatmung dein Becken an und bringe die Hüften weit nach oben. Spüre die Kraft in den Oberschenkelvorderseiten. Bleibe in der Schulterbrücke für 4 bis 5 Atemzüge.
Nimm mit jeder Einatmung Weite, Freude und Leichtigkeit in dich auf und gib alle Anstrengung mit jeder Ausatmung an den Boden ab. Spüre die Kraft und Stabilität und spüre dein Durchhaltevermögen. Sei ein optimistischer Mensch, offen und bereit, neue Wege, die vor dir liegen, zu erkennen, zu wählen und zu nehmen. Löse ausatmend die Haltung vollständig auf. Umfasse die Knie mit deinen Händen und ziehe sie zu dir heran. Dies ist eine entlastende Gegenbewegung für deinen unteren Rücken. Entspanne und spüre nach.

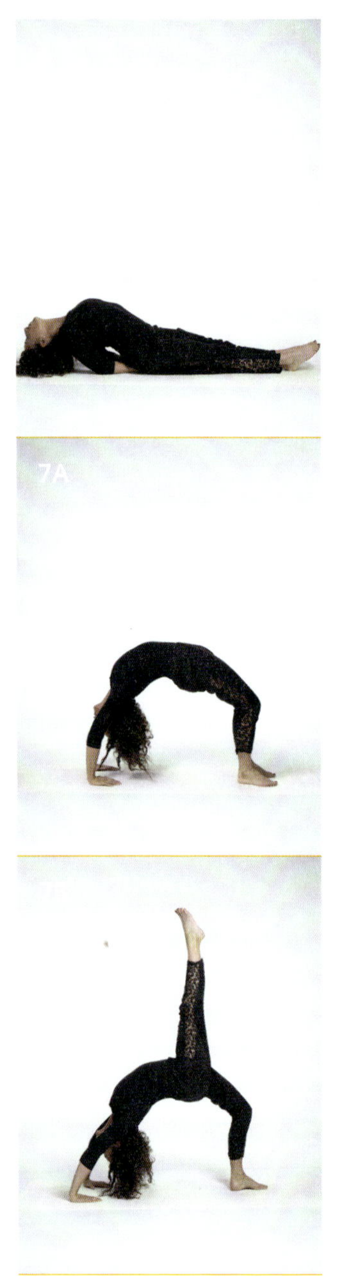

6 MATSYASANA – DER FISCH

Lege dir bei HWS-Problemen einen Yogaklotz in Höhe des oberen Rückens zwischen deine Schulterblätter. Lege dich darauf und lege deinen Hinterkopf sanft ab (Abb. 4.9 B auf Seite 87). Bei Bedarf lege eine gefaltete Decke unter deinen Kopf.

Es folgt Matsyasana ohne Hilfsmittel. Du bist in der Rückenlage. Stelle deine Füße auf und bringe deine Hände mit den Handinnenseiten am Boden unter dein Gesäß. Die Daumen sind miteinander verhakt. Strecke deine Beine aus. Deine Schulterblätter sind zusammen. Hebe mit der Einatmung deinen Oberkörper an und lege deinen Hinterkopf auf dem Boden ab. Nicht dein Kopf, sondern deine Unterarme tragen das Gewicht. Bleibe in dieser Position für 5 bis 6 Atemzüge.

Nimm einatmend Raum und Freiheit in dir auf. Spüre die Freiheit, die Neugierde und den Optimismus. Sage dir: *„Ich kann alles schaffen und erreichen, was ich mir vornehme."*

Löse die Position dann auf, indem du den Oberkörper anhebst und die Arme wieder an die Seite bringst. Komme in die Rückenlage und spüre nach.

7 A+B CHAKRA ASANA – RAD-VARIATION MIT ANGEHOBENEM BEIN

Du bist in der Rückenlage. Beuge deine Knie und stelle deine Beine auf. (Je näher du deine Füße an deinem Gesäß hast, desto stärker wird der Bogen in der Wirbelsäule sein.) Bringe nun deine Hände über den Kopf hinter deinen Schultern zum Boden, sodass die Fingerspitzen zum Körper hin zeigen. (Je näher du deine Hände an den Schultern hast, desto intensiver wird der Bogen sein.) Hebe mit der Einatmung nun deinen Körper an und fließe in das Rad hinein (Abb. 2.7 A). Stabilisiere dabei deine

Füße und deine Hände. Spüre die absolute Dehnung der gesamten Körpervorderseite. Alle Chakren werden hier aktiviert.

Dies ist eine kraftvolle Übung, um Öffnung, Stabilität, Hingabe und Leichtigkeit zu erfahren.

Wenn du einen Schritt weitergehen möchtest, komme in die Variation von Chakra Asana: Hebe das rechte Bein nach oben hin an (Abb. 2.7 B). Verweile in dieser Position für 4 bis 6 Atemzüge. Spüre hier Stabilität und Sicherheit, Öffnung und Weite, Optimismus und Annahme. Komme in den Seitwechsel, indem du das rechte Bein absenkst und das linke anhebst. Löse dann und komme zurück in die Rückenlage. Spüre nach. Diese Übung ist nicht geeignet für Schwangere!

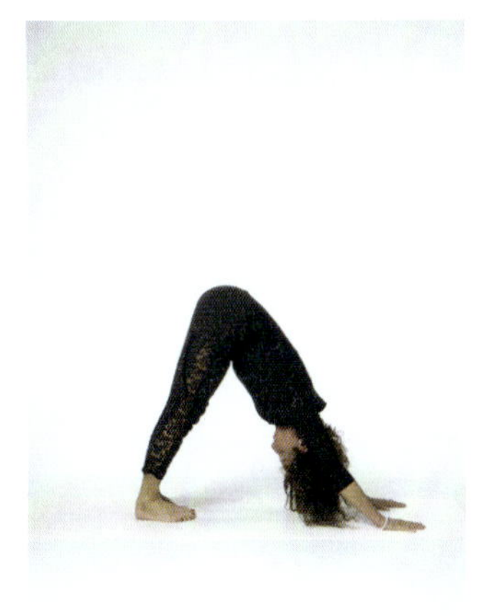

8 ADHO MUKHA SHVANASANA – DER HERABSCHAUENDE HUND

Komme in den Vierfüßlerstand. Deine Hände sind unter deinen Schultern, mit den Handflächen fest am Boden. Stelle nun deine Zehen auf und hebe langsam deine Knie an. Hebe dein Gesäß, sodass die Sitzhöcker als höchste Punkte in Richtung Decke weisen. Strecke dich lang im Rücken; die Kniekehlen sind sanft durchgestreckt, die Fersen ziehen sanft in Richtung Boden. Verweile hier für 10 bis 20 Atemzüge und atme in die Körpermitte hinein. Spüre dabei deinen langen Rücken, spüre die Aktivität in den Beinen und lasse mit jeder Ausatmung mehr und mehr los.

Spüre dabei deine Stabilität und deine kraftvolle Mitte.

Löse die Haltung ausatmend auf und spüre in Balasana nach.

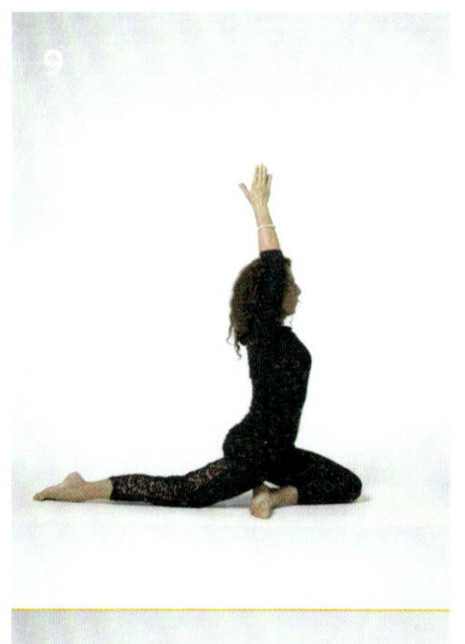

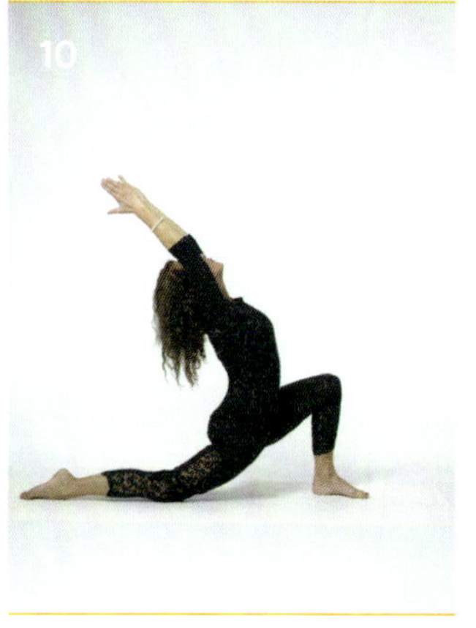

9 EKA PADA RAJAKAPOTASANA – DIE TAUBE

Komme in den herabschauenden Hund. Hebe einatmend jetzt das linke Knie in Richtung Oberkörper angewinkelt an und lege es mit der Ausatmung zwischen deinen Händen ab, sodass dein linker Fuß nach rechts außen zeigt. Lege bei Bedarf einen Yogaklotz unter deine linke Gesäßhälfte. Richte deinen Oberkörper auf und strecke deine Arme über den Kopf; die Handinnenseiten berühren sich. Achte darauf, dass die Arme möglichst durchgestreckt sind. Der Kopf ist mittig, der Geist zentriert. Verweile hier für 5 bis 10 Atemzüge.

Spüre Öffnung, Weite und die Mitte in dir. Bleibe dir selbst treu. Sei ein Optimist. Sprich deine Wahrheit und glaube an dich.

Löse und gehe in den Seitwechsel. Löse dann vollständig auf und entspanne in Balasana.

10 ANJANEYASANA – DER HALBMOND MIT KNIE AM BODEN

Komme in den Vierfüßlerstand. Bringe den rechten Fuß zwischen deinen Händen auf den Boden. Strecke dein linkes Bein weit nach hinten aus. Das linke Knie ist am Boden. Lege bei Bedarf eine Decke unter das linke Knie. Stütze dich mit deinen Händen auf dem rechten Oberschenkel ab und richte jetzt deinen Oberkörper auf. Hebe einatmend beide Arme über die Seite über den Kopf und dehne dich sanft nach hinten. Das öffnet die Vorderseite deines Oberkörpers. Deine Handflächen sind zusammen. Die Schultern streben weg von den Ohren. Sinke mit deinem Becken leicht nach unten. Bleibe in dieser Position für 3 bis 6 Atemzüge.

Spüre die Hingabe an alles, was ist. Lebe und bleibe flexibel. Entwickle Glauben und Offenheit.

Löse und gehe in den Seitwechsel.

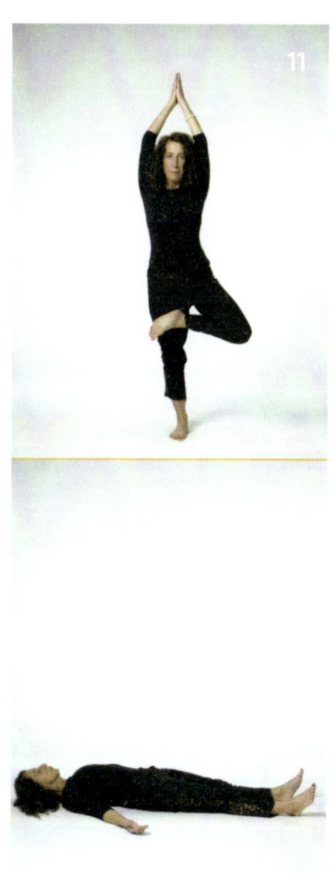

11 VRIKSHASANA – DER BAUM

Du stehst auf deiner Yogamatte. Deine Füße sind zusammen, deine Arme sind an der Seite des Körpers. Stabilisiere jetzt geistig dein rechtes Bein; es wird dein Standbein sein. Gib ihm die Energie und die Kraft, das Gleichgewicht zu halten. Hebe langsam dein linkes Bein und lege deine linke Fußsohle auf der Innenseite deines rechten Oberschenkels ab oder lege dein Fußgelenk auf der Oberseite des rechten Oberschenkels ab (Abb. 2.11). Falls du einen Anker benötigst, fixiere einen Punkt auf dem Boden schräg unten vor dir. Wenn du stabil in deinem Stand bist, bringe deine Hände gefaltet in Anjali Mudra vor deine Brust und stabilisiere dich hier. Bringe dann einatmend die Arme über dem Kopf zusammen, die Handinnenseiten berühren sich. Die Schultern sind entspannt, die Arme sanft durchgestreckt. Bleibe in dieser Position für 10 Atemzüge.
Spüre in der Körpermitte die Ausgewogenheit und in den Füßen und Beinen deine Stabilität.
Löse und komme in den Seitwechsel.

12 SHAVASANA – DIE ENTSPANNTE RÜCKENLAGE

Komme auf deiner Yogamatte ins Liegen. Deine Füße sind hüftweit auseinander. Deine Arme liegen neben dem Körper, die Handrückseiten zeigen zum Boden. Deine Schultern sind offen, der Kopf ist mittig ausgerichtet. Bleibe in dieser Position ganz locker und ganz entspannt. Atme für 3 Atemzüge tief in deine Körpermitte ein, atme dann jegliche Spannung vollständig aus und lasse vollständig los. Komme zur Ruhe und lass deinen Atemfluss jetzt ganz natürlich in seinem Rhythmus fließen.
Fühle und spüre: *„Ich gehe immer vom Besten aus."* Bleibe hier in dieser entspannten Haltung für ca. 5 bis 10 Minuten.

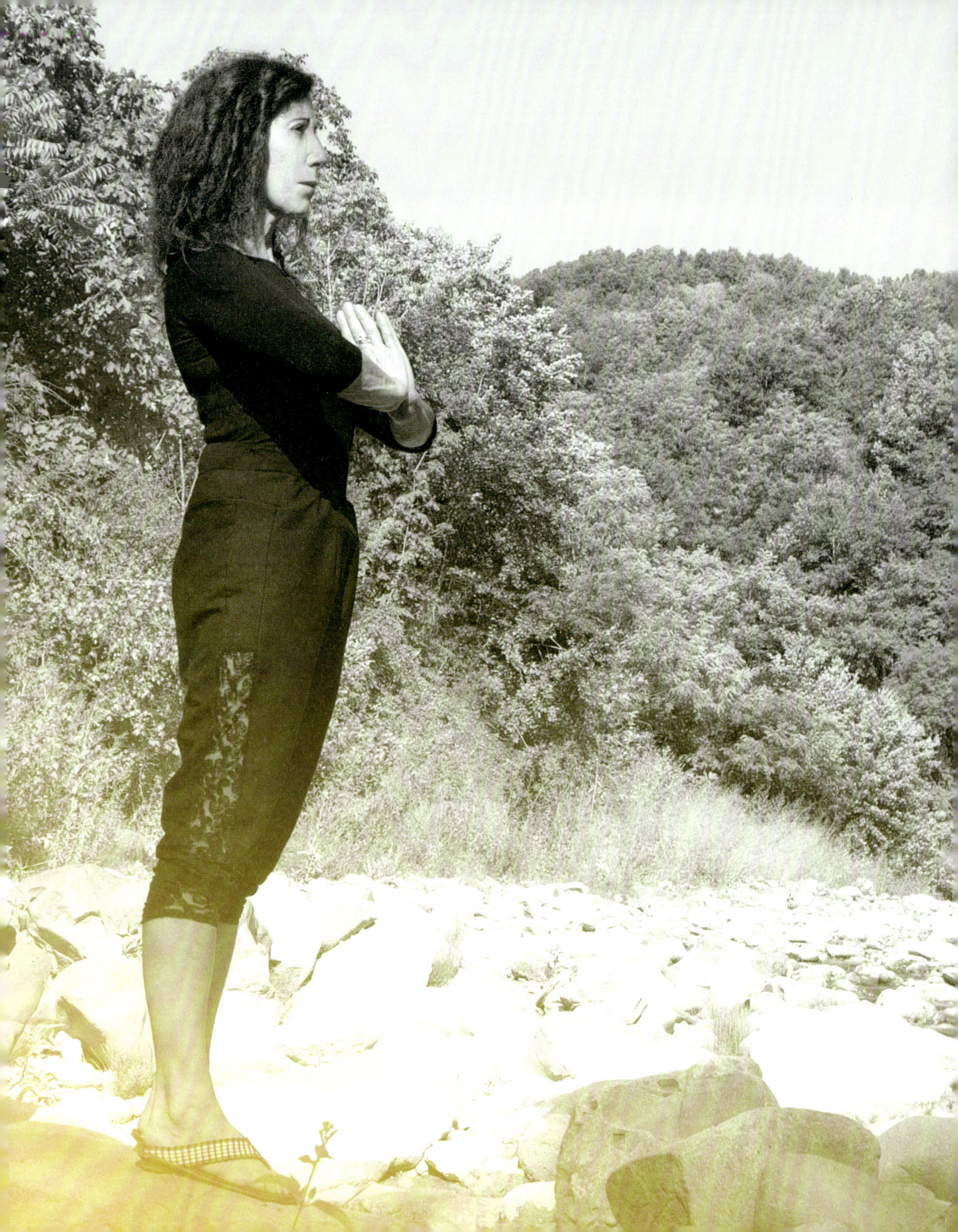

MIT SELBSTVERTRAUEN DIE EIGENEN RESSOURCEN NUTZEN

„Das Wichtigste im Leben kannst du dir nur selbst geben: deinen Selbstwert.“

Gudrun Kropp

Menschen mit einem gesunden Selbstvertrauen glauben fest daran, dass sie eine Aufgabe bewältigen können. Sie übernehmen Verantwortung und können auf ihre eigenen Ressourcen zurückgreifen. Sie haben sich selbst ermächtigt.

Ein resilienter Mensch hat eine solide Basis im Selbstvertrauen. Wenn sich Herausforderungen zeigen, weiß der resiliente Mensch um seine Kraft, seine Ressourcen und seine Möglichkeiten. Selbstvertrauen gibt Gelassenheit bei der Konfrontation mit herausfordernden, belastenden Situationen. Selbstvertrauen basiert auf der Erfahrung und inneren Gewissheit, mit solchen Situationen in der Vergangenheit schon einmal umgegangen zu sein und dies in Zukunft auch wieder zu können. Psychologen nennen diese Eigenschaft „Selbstwirksamkeitserwartung“ oder auch „Selbstwirksamkeitsüberzeugung“. Mit dieser Überzeugung können wir sagen: „Ich werde einen Weg finden, um diese Aufgabe zu bewältigen.“

Unsere Ressourcen

Ein resilienter Mensch kennt seine Ressourcen. Welche Arten von Ressourcen gibt es? Und wie kann man sie für sich nutzbar machen? Die wichtigste Ressource ist zuallererst, eine gute Beziehung zu sich selbst zu haben. Haben wir einen guten Kontakt zu uns selbst, können wir gute, stimmige Entscheidungen treffen. Die wichtigsten Ressourcen für die Bewältigung gestellter Aufgaben sind die eigenen Fähigkeiten, Fertigkeiten und Erfahrungen. Ich nenne sie „Ressourcen der ersten Art“. Weitere hilfreiche Ressourcen sind förderliche Lebenseinstellungen, wie Selbstvertrauen, Optimismus und Lebensfreude, die helfen können, das Leben über das reine Aufgabenerfüllen hinaus mit Sinn, Freude und Erfüllung anzureichern. Diese nenne ich „Ressourcen zweiter Art“. Und dann gibt es noch die Beziehungen zu anderen Menschen, die uns bei der Bewältigung unserer Aufgaben helfen können. Diese nenne ich „Ressourcen dritter Art“. An dieser Stelle ist es sinnvoll, sich einmal die eigenen Ressourcen vor Augen zu führen:

Reflexion: Die eigenen Stärken erkennen

- Was sind meine herausragenden Stärken?
- Was sind meine kognitiven Stärken?
- Was sind meine emotionalen Stärken?
- Welche Fähigkeiten, Fertigkeiten und Erfahrungen stehen mir zur Verfügung?
- Welche Fähigkeiten möchte ich noch in mir etablieren und ausbauen?
- Welche positiven Lebenseinstellungen habe ich?
- Welche meiner Beziehungen, Familienmitglieder oder Freundschaften sind für mich eine Ressource?

Ein gesundes Selbstvertrauen aufbauen

Die wichtigste Basis im Leben ist das Urvertrauen. Das ist die in der frühen Kindheit aufgebaute innere Gewissheit, angenommen und geliebt zu sein. Wenn wir wissen, dass wir angenommen und geliebt sind, haben wir eine gute Startposition im Leben, ein gesundes Selbstvertrauen und eine gesunde Basis. Ein gesundes Selbstvertrauen kann aber auch später im Leben noch aufgebaut werden.

Selbstvertrauen entsteht, wenn wir uns mit unseren Ressourcen verbinden können. Wie kannst du dich mit deinen Ressourcen, mit deinem Potenzial verbinden? Im Raum der Ruhe, im Raum der Stille,[8] kannst du erkennen, dich erinnern und dir bewusst werden, wer du wirklich bist und welche Potenziale, welche Fähigkeiten, Fertigkeiten und Erfahrungen als Ressourcen schon in dir liegen. Es zeigen sich wie bei einer Zwiebel die Schalen das erste Potenzial, das nächste Potenzial und so weiter.

Und so baut sich hier unsere eigene Sicherheit, unser Selbstvertrauen, unsere Selbstwirksamkeitsüberzeugung langsam Schritt für Schritt auf. In diesem Prozess wirken die Resilienzfaktoren Optimismus und Selbstvertrauen synergistisch zusammen. Wenn man eine Aufgabe mit einer spielerisch-optimistischen Einstellung betrachtet, setzt dies unglaublich viel Mut und Selbstvertrauen frei. Das bedeutet, ein tiefes Vertrauen ist in uns verwurzelt und wir verwenden unsere Ressourcen so, dass an einen Misserfolg nicht einmal zu denken ist, da es keinen Misserfolg gibt, sondern nur Entwicklung und Erfahrungen, die wir machen.

[8] *Näheres dazu siehe in Kapitel 8 über Meditation*

Eine Meditation zum Selbstvertrauen

Nimm eine ganz entspannte Rückenlage oder eine sitzende Haltung ein. Schließe deine Augen. Spüre in deinen Körper hinein, wie er am Rücken oder an den Füßen im Kontakt mit dem Boden ist. Atme 2 bis 3 Mal tief ein und aus. Nimm wahr, wie lebendig du bist und wie dein Atem in Wellen den Körper durchströmt. Bringe jetzt deine Aufmerksamkeit zum Solarplexus. Spüre, wie kraftvoll und frei hier dein Atem ein- und ausfließt. Spüre die Energie in deinem Solarplexus und nimm dabei deine innere Kraft wahr. Spüre und fühle für dich: „Mein Leben wird mir keine Herausforderung geben, die ich nicht meistern kann." Erinnere dich an das, was du bereits erschaffen hast. Sage dir: „Voller Selbstvertrauen bin ich bereit, jetzt den nächsten Schritt in die richtige Richtung zu gehen." Formuliere hier präzise, was der nächste Schritt sein wird. Spüre dieses Gefühl des Selbstvertrauens in deinem Solarplexus und dehne es bis in deine Hände hin aus und sage dir: „Ich vertraue in meine Kraft." Verweile noch einige Momente in diesem Gefühl ... Atme jetzt 3 bis 4 Mal etwas tiefer ein in den Bauch. Atme vollständig aus. Spüre in deine Füße hinein, in deine Hände und in deinen ganzen Körper und öffne dann wieder deine Augen.

Die Opferrolle verlassen

Zum Selbstvertrauen gehört auch, bewusst seine Opferrolle zu verlassen und die eigene Verantwortung anzuerkennen. Es ist einfach, jemand anderem die Schuld an der eigenen Lage zu geben und ein Opfer zu sein. Werde dir aber bewusst, dass du schon jetzt jeden Tag in deinem Leben deine eigenen Entscheidungen fällst. Wenn du an dieser Stelle deine eigene Verantwortung an allem, was dir geschieht, bejahst, kannst du deine Kraft zu dir zurückholen und erkennen: *Wir können alles in unserem Leben verändern, wenn wir es nur wollen!* Dann haben Sätze wie „Das schaffe ich nicht. Das habe ich nicht verdient. Das kann ich unmöglich erreichen" keinen Platz mehr in deinem Leben.

Gib dir selbst deinen Wert und sei dir deines Wertes bewusst. Wenn du dir selbst den Wert zuschreibst für das einzigartige Wesen, das du bist, mit deinen ganz spezifischen Eigenschaften, Fähigkeiten und Fertigkeiten, dann weißt du um deine Qualitäten. Du weißt, was dich ausmacht, und kannst diese Aspekte in dir schätzen und pflegen. Dann bist du unabhängig von der Wertschätzung anderer, auch wenn du offen bist für die Impulse, die sie dir geben.

Keine Angst vor Fehlern

Du musst auch keine Angst haben, Fehler zu machen, denn Fehler geschehen überall. Wichtig ist, wie du mit deinen Fehlern umgehst. Wenn du eigene Fehler nicht akzeptieren kannst, kann das zu negativen Emotionen wie Frustrationen und Ärger führen. Wenn du einen Fehler gemacht hast, erkenne, was du daraus lernen kannst, und mache es das nächste Mal anders. Das stärkt dein Selbstvertrauen. Mit einem gesunden Selbstvertrauen kannst du dich auf neue Herausforderungen einlassen, deinen ganz eigenen Weg gehen und deine eigenen Lösungsansätze finden. Das nenne ich Selbstermächtigung. Dann kannst du von dir sagen: „Ich kann! Ich weiß! Ich bin!“

YOGASEQUENZ MIT DEM SCHWERPUNKT

SELBSTVERTRAUEN

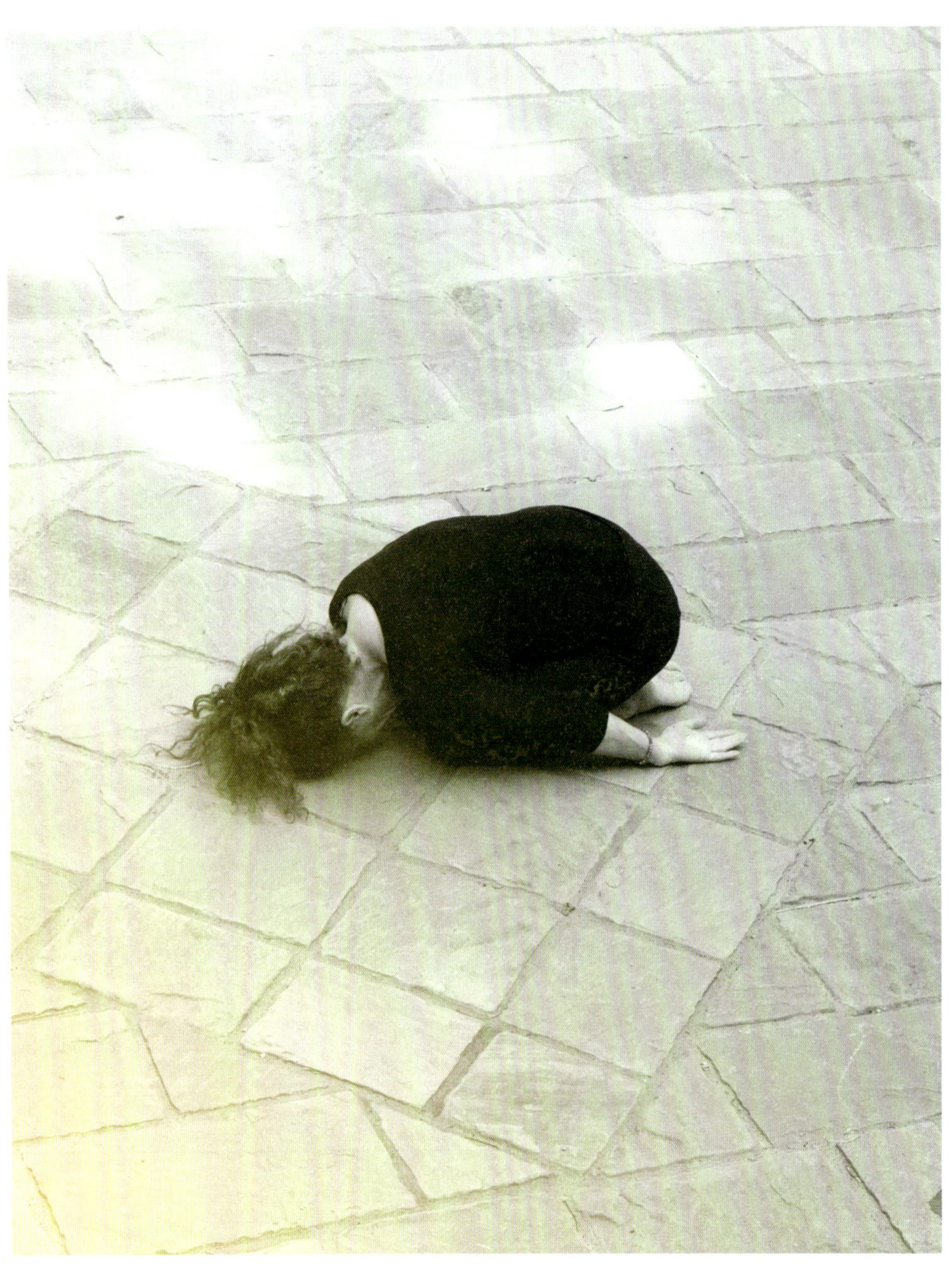

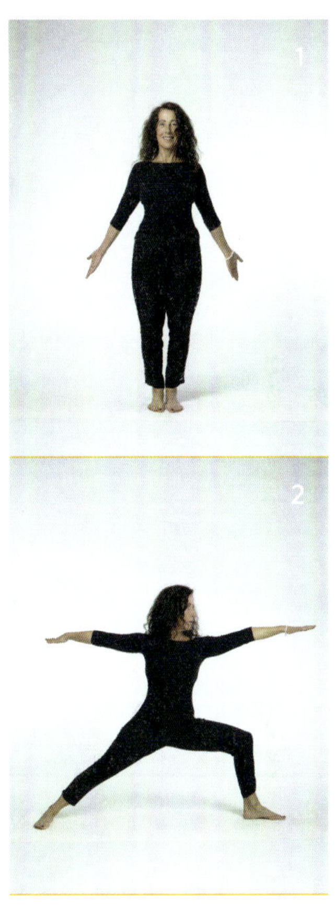

1 TADASANA - DER BERG

Komme ins Stehen. Deine Füße sind hüftweit auseinander. Der Oberkörper ist aufrecht und der Kopf mittig ausgerichtet. Deine Beine sind stabil. Richte dein Brustbein ein wenig auf und bringe deine Schulterblätter etwas zusammen. Spüre, wie deine Füße den Boden berühren, wie sie im Kontakt mit der Erde sind. Spanne sanft dein Gesäß an. Atme zu deiner Körpermitte hin ein und über die Beine und Füße zur Erde hin aus. Bleibe hier für 3 bis 4 Atemzüge.
Spüre, wie diese Übung dich körperlich und geistig stabilisiert und aufrichtet.

2 VIRABHADRASANA II - DER HELD II

Du stehst quer auf deiner Yogamatte; die Füße sind parallel und eine Beinlänge auseinander. Hebe einatmend deine Arme über die Seiten etwas höher als deine Schultern und bringe deine Schultern weit auseinander. Diese Haltung öffnet den Schultergürtel, Herz und Brustkorb. Der Kopf und dein linker Fuß drehen nach links. Senke ausatmend dein linkes Knie in den rechten Winkel; Fußgelenk und Knie sind dabei in einer Linie. Das rechte Bein bleibt durchgestreckt, die Fußaußenkante ist fest am Boden. Bleibe in dieser Position für 5 bis 6 Atemzüge.
Spüre die Stabilität in den Füßen und Beinen und gleichzeitig die Weite in deinem Oberkörper. Spüre Kraft und Energie und baue dir hier Selbstvertrauen auf.
Löse und komme in den Seitwechsel.

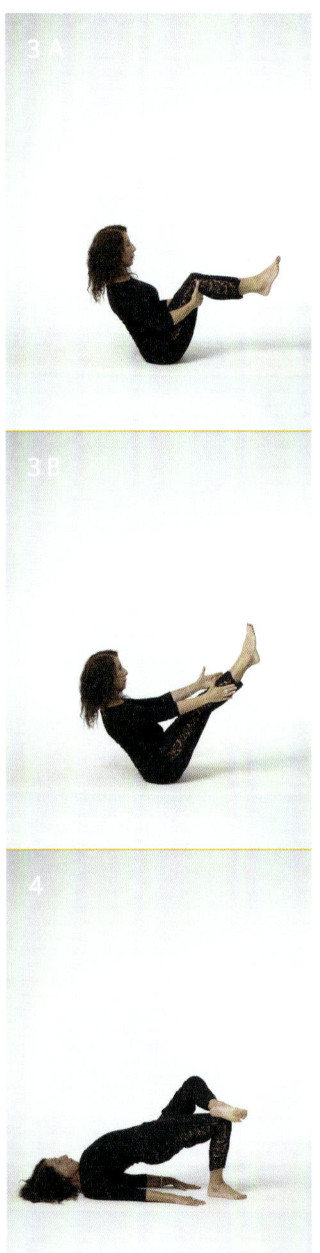

3 A+B NAVASANA – DAS BOOT

Komme jetzt zum Sitzen. Die Füße sind aufgestellt, die Knie angewinkelt. Bringe deine Hände in die Kniekehlen. Richte deinen Oberkörper auf, das Kinn ist leicht herangezogen. Spüre zu deinen Sitzhöckern hin und nimm dein Gleichgewicht wahr. Lege mit der Einatmung deinen Oberkörper schräg nach hinten und hebe die Füße und Waden an, sodass die Waden parallel zum Boden sind. Die Hände sind noch in die Kniekehlen (Abb. 3.3 A) Strecke, wenn du dein Gleichgewicht gefunden hast, auch deine Beine schräg nach vorne aus. Strecke gleichzeitig deine Arme nach vorne oben hin aus (Abb. 3.3 B). Verweile hier für mindestens 5 Atemzüge.

Spüre die Balance und die Kraft in deiner Körpermitte. Baue Vertrauen auf. Mit jeder Einatmung bist du ganz bei dir. Öffne dich dir selbst gegenüber.

Komme dann ausatmend in die Rückenlage und spüre nach.

4 SETU BANDHA SARVANGASANA – SCHULTERBRÜCKE-VARIATION

Stelle in der Rückenlage deine Füße auf. Die Arme sind seitlich an deinem Körper, die Handinnenseiten zeigen zum Boden. Dein Kinn ist leicht herangezogen. Hebe mit der Einatmung nun dein Becken an und bringe die Hüften weit nach oben. Spüre die Kraft in den Oberschenkelvorderseiten.

Komme jetzt in die Variation von Setu Bandha Sarvangasana: Hebe einatmend das linke Bein nach oben in Richtung Decke, winkle es an und lege dein linkes Fußgelenk auf deinem rechten Knie ab.

Bleibe in der Schulterbrücke für 4 bis 5 Atemzüge. Nimm mit jeder Einatmung Weite, Freude und Leichtigkeit in dich auf und gib alles Schwere mit jeder Ausatmung an die Erde ab. Spüre die Kraft und Stabilität in deinem Körper und spüre dein Durchhaltevermögen. Gib dich ganz hin und vertraue dir. Sei offen für deine Impulse. Baue dein Selbstvertrauen auf. Bleibe in deiner Mitte. Übe dich darin, dir treu zu bleiben und deinen Weg zu gehen. Komme dann für 4 bis 5 Atemzüge in den Seitwechsel. Löse ausatmend die Haltung vollständig auf. Umfasse die Knie mit deinen Händen und ziehe sie an den Körper heran. Dies ist eine entlastende Gegenbewegung für den unteren Rücken. Entspanne und spüre in der Rückenlage nach.

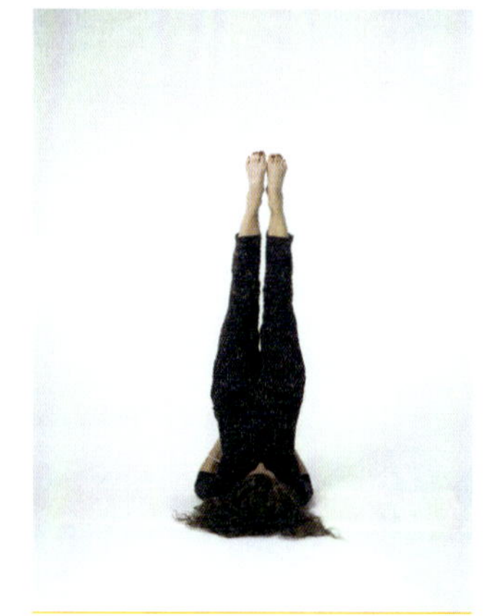

5 SARVANGASANA – DER SCHULTERSTAND

Du liegst in der Rückenlage, deine Arme sind an der Seite des Körpers, deine Füße sind ausgestreckt. Lege am besten vorab eine zusammengefaltete Decke unter deine Schultern, um deinen Hals- und Nackenbereich zu schützen.

Ziehe nun sanft deine Knie an den Oberkörper heran und strecke sie mit ein wenig Schwung nach oben hin aus. Stütze dabei deinen Rücken gleichzeitig mit den Händen seitlich der Wirbelsäule ab. Das Kinn ist sanft herangezogen. Richte dich jetzt mit deinen Beinen ganz auf. Die Schultern liegen ganz entspannt am Boden. Dein Gesicht ist ganz locker und entspannt. Bleibe in dieser Position für 5 bis 10 Atemzüge.

Lasse für einen Augenblick los und komme zur Ruhe in dieser Umkehrhaltung.

Löse und gehe direkt in Halasana.

Achtung! Im Schulterstand sollten wir gut auf unseren Nackenbereich achtgeben. Du kannst auch einen Yogaklotz oder ein Bolster unter das Gesäß legen.

Menschen, die unter Bluthochdruck leiden, sollten den Schulterstand möglichst gar nicht ausführen.

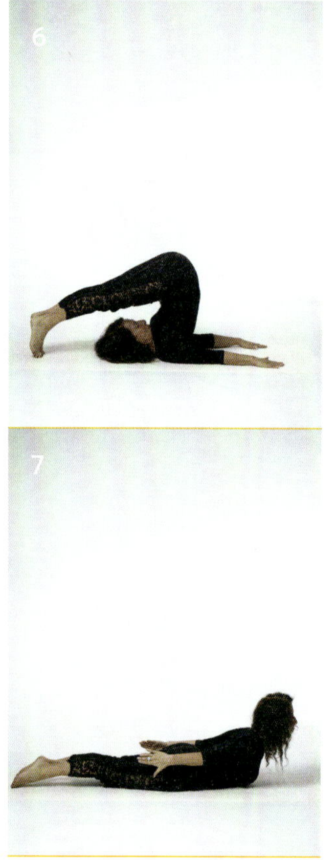

6 HALASANA – DER PFLUG

Bringe aus dem Schulterstand zuerst das rechte Bein hinter dem Kopf in Richtung Boden. Komme einatmend wieder ausgestreckt in den Schulterstand. Bringe nun das linke Bein in Richtung Boden. Kehre einatmend wieder zurück in den Schulterstand. Bringe dann beide Beine hinter dem Kopf in Richtung Boden. Jetzt kannst du auch deine Hände mit den Handinnenseiten auf dem Boden ablegen. Stütze, wenn du den Boden nicht mit den Zehen berührst, mit den Händen deinen Rücken, sodass er gerade bleibt. Bleibe hier für 5 bis 10 Atemzüge. Komme hier zur Ruhe und beobachte deine Atmung.

Löse dann mit der Einatmung langsam die Position auf und nutze dabei die Hände als Bremse. Lege zunächst deinen Oberkörper ab und ganz langsam auch die Beine, bis du wieder ausgestreckt am Boden liegst. Spüre nach. Stehe nach dieser Übung nicht direkt auf. Nimm dir hierfür etwas Zeit.

7 BHUJANGASANA – KOBRA-VARIATION, DIE ARME SEITLICH DES KÖRPERS AUSGESTRECKT

Komme nun in die Bauchlage. Deine Stirn berührt den Boden, Füße und Beine sind zusammen.

Komme jetzt in eine Variation von Bhujangasana: Bringe deine Arme seitlich an den Körper, sodass die Fingerspitzen in Richtung Füße zeigen, und hebe die ausgestreckten Arme ein wenig an. Spanne jetzt die Beine an und hebe einatmend auch den Kopf und die Schultern ein wenig an. Dein Oberkörper wird hier hauptsächlich vom unteren Rücken her gestützt. Bleibe hier für 4 bis 5 Atemzüge. Spüre deine Kraft im unteren Rücken. Öffne dich, vertraue deinem Herzen und bleibe dir treu.

Löse die Haltung ausatmend auf, gehe in die Bauchlage und spüre nach.

8 BHUJANGASANA - KOBRA KLASSISCH

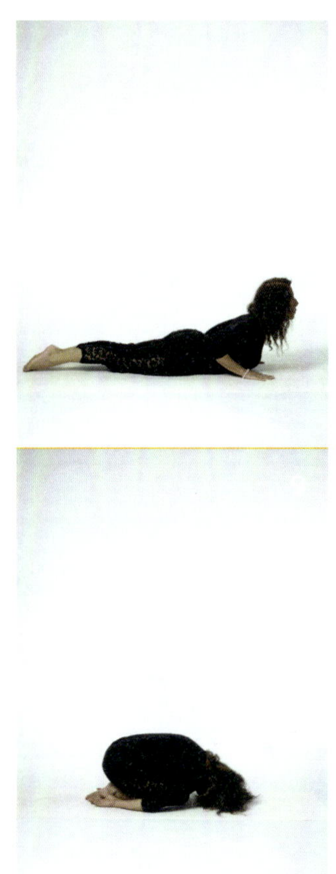

Du liegst in der Bauchlage. Deine Stirn berührt den Boden, Füße und Beine sind zusammen.

Platziere deine Hände auf Höhe der Schultern, die Handinnenseiten sind flach am Boden, die Ellenbogen am Körper. Bringe deine Schulterblätter zusammen. Spanne jetzt die Beine an und hebe einatmend deine Schultern und den Kopf ein wenig an. Dein Oberkörper wird hier hauptsächlich von deinem unteren Rücken gestützt. Dein Brustbein zieht sanft nach vorne. Bleibe hier für 5 bis 10 Atemzüge.

Schließe deine Augen und verbinde dich mit deiner inneren Weisheit, mit deiner Intuition. Bist du gut verbunden mit dir, so baust du Schritt für Schritt immer mehr Selbstvertrauen auf, weil du deiner inneren Stimme lauschst und ihr vertrauen kannst.

Löse ausatmend und gehe in die Bauchlage oder in Balasana und spüre nach.

9 BALASANA - STELLUNG DES KINDES

Komme in den Fersensitz, bringe deinen Oberkörper langsam nach vorne und lege ihn auf den Oberschenkeln ab. Bringe deine Stirn vor dir zum Boden. Die Arme sind seitlich am Körper, die Finger zeigen in Richtung Füße. Dein Rücken ist ganz entspannt. Atme in die Körpermitte hinein und lasse deinen Körper dabei ganz schwer werden. Bleibe hier für ca. 10 Atemzüge.

Spüre dabei den Kontakt mit der Erde. Lasse mit jeder Ausatmung los. Komme für einige Momente zur Ruhe und spüre, wie die Erde dich trägt.

10 ANJANEYASANA - DER HALBMOND MIT KNIE AM BODEN.

Komme in den Vierfüßlerstand. Bringe den rechten Fuß

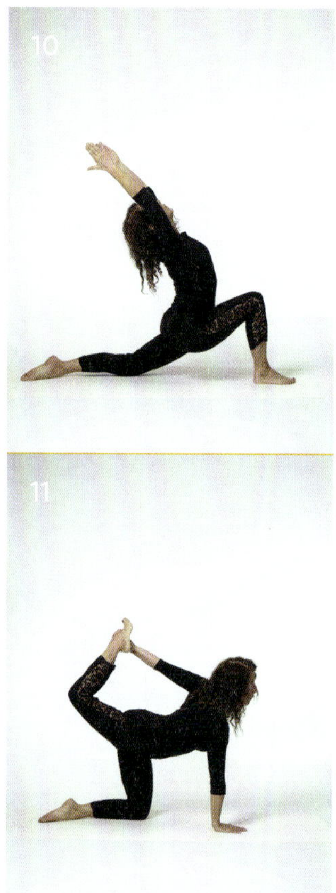

zwischen deinen Händen auf den Boden. Strecke dein linkes Bein weit nach hinten aus. Das linke Knie ist am Boden. Lege bei Bedarf eine Decke unter das linke Knie. Stütze dich mit deinen Händen auf dem rechten Oberschenkel ab und richte deinen Oberkörper auf. Hebe einatmend beide Arme über die Seite über deinen Kopf und dehne dich sanft nach hinten. Das öffnet die Vorderseite des Oberkörpers. Deine Handflächen sind zusammen. Die Schultern streben weg von den Ohren. Sinke mit deinem Becken leicht nach unten. Bleibe in dieser Position für 3 bis 6 Atemzüge.

Spüre die Dehnung, spüre die Kraft in dir, spüre die Kraft in deiner Mitte. Dann bist du gut mit dir im Kontakt. Lausche deiner inneren Stimme und vertraue auf die leisen Impulse in dir. Löse und gehe in den Seitwechsel.

11 MARJARIASANA - DER KATZENBOGEN

Ausgangsposition ist hier der Vierfüßlerstand. Deine Handgelenke sind unter den Schultern. Der rechte Arm wird dein stützender Arm sein. Strecke deinen linken Arm nach vorne hin aus, führe den Arm dann im Bogen nach hinten und lege die linke Hand auf dem unteren Rücken ab. Strecke das rechte Bein nach hinten aus. Hebe den Oberkörper ein wenig an, das Brustbein zieht schräg nach vorne. Winkle dein rechtes Bein an und umfasse das rechte Fußgelenk mit der linken Hand. Ziehe nun den Oberkörper mit dem angewinkelten Fuß nach oben. Bleibe in dieser Stellung für 5 bis 6 Atemzüge.

Spüre die Flexibilität, spüre die Dehnung im Brustbein und im Solarplexus. Nimm deine Stabilität wahr und dein Gleichgewicht. Hier bist du ganz in deiner Körpermitte, in deiner Balance. Bist du in deiner Balance, dann bist du dir ganz nah. Lerne, dir zuzuhören. Komme in den Seitwechsel. Löse und spüre nach.

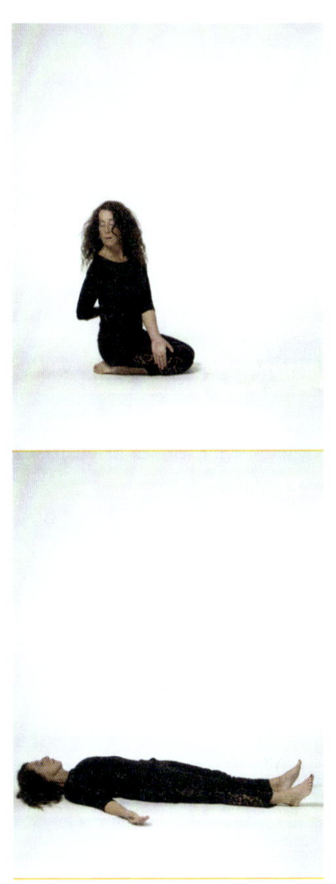

12 ARDHA MATSYENDRASANA – DREHSITZ-VARIATION IM FERSENSITZ

Du sitzt im Fersensitz mit deinem Gesäß auf deinen Füßen. (Wenn dir dies nicht möglich ist, strecke deine Beine aus.) Deine Hände liegen locker auf den Oberschenkeln. Führe jetzt deinen linken Arm nach rechts und drücke die Handrückseite sanft gegen deinen rechten Oberschenkel. Drehe dabei deine Schulter auf die rechte Seite und lege die rechte Hand am Rücken ab. Der Rücken ist gerade, die Schultern sind entspannt und auf einer Höhe. Der Kopf zieht nach rechts. Bleibe in dieser Position für 5 bis 6 Atemzüge.

Schließe nun die Augen, richte deinen Geist aus und sei zentriert. Richte dich immer wieder körperlich und geistig auf. Sei aufrichtig zu dir selbst; das stärkt dein Selbstvertrauen.

Löse einatmend und komme in den Seitwechsel. Löse dann die Haltung ganz auf und spüre nach.

13 SHAVASANA – DIE ENTSPANNTE RÜCKENLAGE

Komme auf deiner Yogamatte ins Liegen. Deine Füße sind hüftweit auseinander. Deine Arme liegen neben dem Körper, die Handrückseiten zeigen zum Boden. Deine Schultern sind offen, der Kopf ist mittig ausgerichtet. Bleibe in dieser Position ganz locker und ganz entspannt. Atme für 3 Atemzüge tief in deine Körpermitte und atme dann jegliche Spannung vollständig aus und lasse vollständig los. Komme zur Ruhe und lass deinen Atemfluss jetzt ganz natürlich in seinem Rhythmus fließen.

Fühle und spüre: *„Ich weiß, dass ich alles schaffen kann, was ich mir vornehme."*

Bleibe hier in dieser entspannten Haltung für ca. 5 bis 10 Minuten.

Stress

Ständig wechselnde Anforderungen im Beruf, Zeitdruck, Leistungsdruck und Überforderung führen zu Unsicherheiten und zu Stress. Auch Entfremdung oder Frustration bei der Arbeit können Stress auslösen. Stress führt durch die Ausschüttung des Stresshormons Adrenalin zu Hektik, Nervosität und Gereiztheit. Körperliche Reaktionen auf empfundenen Stress können Muskelverspannungen, beschleunigter Herzschlag, Blutdruckerhöhung oder schnelle Atemfrequenz, Schweißausbrüche und Verdauungsstörungen sein. Chronischer Stress kann zu dauernden Verspannungen und daraus resultierenden Schulter-, Nacken- und Rückenschmerzen führen. Man fühlt sich dann müde, ausgelaugt, angespannt und reizbar und alles ist einem zu viel. Wir fallen bei Stress leicht in automatische Reaktionsmuster nach dem Schema „Kämpfen oder flüchten" zurück. Wir sind dann nur noch in der Abwehr und es entstehen häufig Selbstzweifel.

Stress durch Perfektionismus

Manchmal möchtest du alles richtig gut machen; perfekt soll es sein und ohne Makel. Doch Perfektionismus ist anstrengend und Perfektionismus macht Stress. Manchmal kann uns dieser Stress anregen, dann sprechen wir von angeregter Anspannung, manchmal kann der Stress aber auch zu anstrengend und überfordernd sein, dann spricht man von Disstress. Es geht hier um die letzten 20 Prozent bei der 80-zu-20-Regel[9], die mindestens so viel Arbeit machen wie die 80 Prozent davor. Vielleicht glaubst du auch, du bekommst Anerkennung, Aufmerksamkeit und Liebe, wenn du alles perfekt machst. Doch kannst du deinen Erfolg auch genießen? Wenn du immer alles perfekt machen willst, bist du im Perfektionismus gefangen und auf dem besten Weg zur Selbstausbeutung und zum Burn-out. Achte deshalb darauf, dass du ein für dich vernünftiges Maß einhältst, und schaue, was von dir erwartet wird und was du geben kannst, ohne dich zu verbiegen. Wenn wir den zwanghaften Perfektionismus loslassen können, wird alles für uns freier und leichter. Achtsamkeit ist die Prävention gegen Selbstüberforderung, Stress und Burn-out.

---

[9] *nach dem Paretoprinzip; siehe auch Kapitel 7*

Die Atmung als Indikator

Wenn wir unseren Stress betrachten, kann die Qualität unserer Atmung ein Wegweiser sein: Unsere innere Verfassung, unsere Stimmungen spiegeln sich in der Atmung. Unsere Atmung ist überwiegend flach und schnell, wenn wir nervös sind. Sie ist schwer und blockiert, wenn wir traurig sind, und sie ist leicht und gleichmäßig, wenn wir entspannt sind. Da unsere Stimmung und unsere Atmung direkt miteinander zusammenhängen, können wir über unsere Atmung auch unsere innere Verfassung beeinflussen. Wenn wir unsere Atmung wahrnehmen und rhythmisieren, können wir zu einer inneren Ruhe und Klarheit zurückfinden.

Doch nun betrachten wir zunächst unsere Stressmechanismen: Wann wir in Stress kommen und wie wir auf Stress reagieren:

Reflexion: Wie sehen meine Stressmechanismen aus?

- Welche Situationen lösen in mir Stress aus?
- Welche Menschen lösen in mir Stress aus?
- Wie reagiere ich normalerweise auf Stress?

Umgang mit Stress

Was kannst du nun tun, wenn du bei dir Stresssymptome bemerkst? Als erste Maßnahme bei akutem Stress ist es hilfreich, sofort den eigenen Atem zu regulieren. Und es ist wichtig, den automatischen, von selbst ablaufenden Stressmechanismus durch eine Reaktionspause zu unterbrechen. Es geht hier darum, eine innere Distanz zur auslösenden Situation zu gewinnen, um wieder in die eigene Handlungsfähigkeit zurückzukommen. Dann kannst du die Situation mit mehr Abstand betrachten und einen konstruktiven Lösungsweg einschlagen. In meinen Kursen lehre ich zu diesem Zweck die bewusste tiefe Bauchatmung.

Die tiefe Bauchatmung

Sitze mit geradem Rücken und bringe beide Hände an den Bauch. Atme tief durch die Nase ein, der Bauch geht dabei nach vorne. Atme dann langsam und vollständig aus. Die Bauchwölbung wird dabei wieder flacher. Die Aufmerksamkeit liegt hier auf der Ausatmung. Mit jeder Einatmung sage dir: „Ich atme neue Kraft und Energie ein", mit jeder Ausatmung sage dir: „Ich atme jeden Stress aus" oder „Ich atme alle Belastungen aus". Wiederhole dies für ungefähr 10 bis 12 Atemzüge. Dies unterstützt dich darin, in belastenden Situationen ruhiger zu werden, und bringt Entspannung.

Entspannung

Durch Entspannung kann innerhalb von kurzer Zeit eine Regeneration im Körper geschehen. Der Körper beruhigt sich und auch der Geist wird positiv beeinflusst. Wir gewinnen für einen Augenblick etwas Abstand zu unserer Alltagssituation, und so fällt es uns leichter, Lösungsansätze für die Stress auslösende Situation zu finden. Wir werden dann zu einem Menschen, der sich nicht so leicht aus der Ruhe bringen lässt. Die Fähigkeit zu entspannen ist eine Fähigkeit, die wir mit geeigneten Methoden entwickeln können. Man unterscheidet zwischen sporadisch entspannenden Aktivitäten, wie Lesen, Spazierengehen oder Musik hören, und systematisch angewandten Entspannungsmethoden, wie der klassischen Yoga-Tiefenentspannung, der progressiven Muskelentspannung und dem Body-Scan. Bei der klassischen Yoga-Tiefenentspannung werden Entspannungsimpulse ergänzt durch Suggestionen des Loslassens oder eines entspannenden Naturerlebens.

Eine klassische Tiefenentspannung

Du liegst auf dem Rücken. Die Beine liegen etwas auseinander, die Arme liegen seitlich vom Körper. Die Handflächen sind nach oben gedreht und der Kopf liegt in der Mitte. Achte darauf, dass du deinen Rücken entspannen kannst (hierfür

evtl. ein Kissen oder ein Bolster unterlegen). Falls gewünscht, kannst du eine sanfte Musik im Hintergrund laufen lassen.
Nun spannst du die Körperteile von unten nach oben jeweils für ca. 5 bis 7 Sek. an. Dann kannst du loslassen und nachspüren. Beginne mit den Füßen und unteren Extremitäten, fahre fort mit dem Gesäß und Becken, dem Bauchraum, dem Brustraum und den Schultern. Gehe weiter zu den Händen und oberen Extremitäten und komme schließlich zur Gesichts- und Nackenpartie. Gleichzeitig kannst du dir, während du loslässt, sagen: „Ich entspanne meine Füße" (3 x wiederholen); „Ich entspanne meine Beine" (3 x wiederholen) usw.
Wenn du dich auf diese Weise ganz entspannt hast, kannst du dir eine wunderschöne Gegend irgendwo in der Natur vorstellen, in der du dich ganz sicher und geborgen fühlst. Schau auf die Natur, die dich umgibt, und male dir alle Einzelheiten aus. Spüre auch den Boden, auf dem du liegst. Und spüre hinein in das gute Gefühl, das es dir gibt, dich in dieser schönen Umgebung ganz geborgen fühlen zu können. Komme anschließend nach 2 bis 3 Minuten mit ein paar tiefen Atemzügen wieder ganz zurück in das Hier und Jetzt.

Diese kurze Übung gibt dir Kraft und Energie, wenn sie regelmäßig durchgeführt wird.

Physiologische Wirkungen der Entspannung

Als Folge des Entspannens wird der Parasympathikus angeregt und dadurch werden die Stressreaktionen und die Alarmbereitschaft heruntergefahren. Dies wiederum führt zu einer Verlangsamung des Atemrhythmus und der Herzfrequenz und zu Alphawellen im Gehirn. Alphawellen sind ein Zeichen für einen tiefen Entspannungszustand. Wissenschaftliche Untersuchungen haben gezeigt, dass Alphawellen mit Glücksgefühlen, aber auch mit Inspiration und Kreativität einhergehen können. Die tiefe muskuläre Entspannung verjüngt den Organismus und gibt neue Energie und Kraft. Besonders im Alltag sind kurze Entspannungspausen wichtig für die Regeneration, und sie können dabei helfen, Stress zu reduzieren.

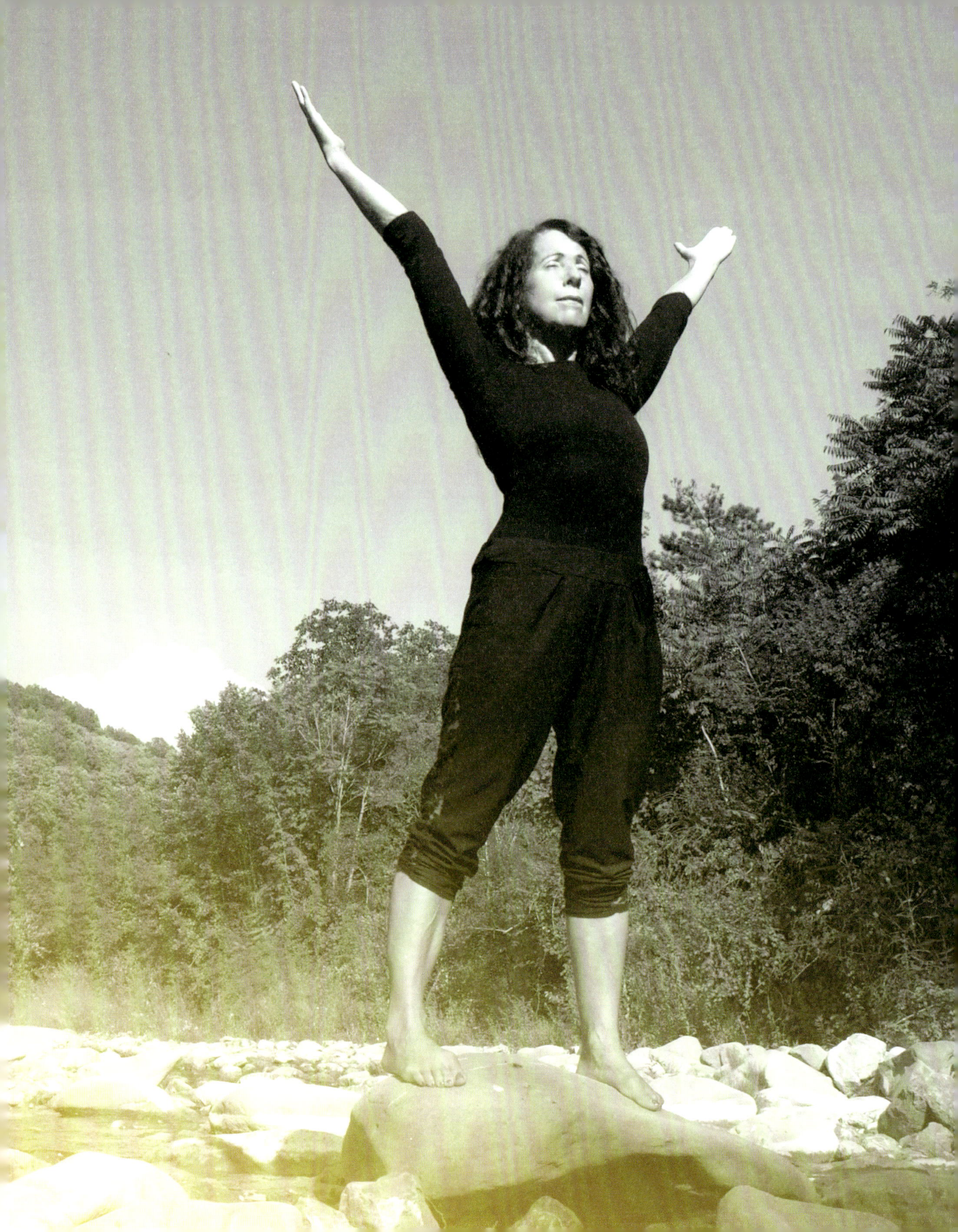

MIT LEBENSFREUDE
LEICHTIGKEIT INS TUN BRINGEN

„Das Leben ist Verspieltheit, Freude, weil die ganze Existenz ein enormer Zirkus ist. Alles ist Freude – die Farben der Blumen, die vielen schönen Tiere, Vögel, Wolken. Und das zu keinem Zweck, sie dienen keinem Zweck. Das Leben hat kein Ziel, es ist ein Spiel. Es ist pure Fülle an Energie, überquellende Energie."

Osho

Lebensfreude schenkt uns Kraft, Lebendigkeit und Leichtigkeit. Sie gibt uns das lachende Gesicht, die Freude am Denken und am Tun. Und sie lehrt uns, das Leben zu genießen.

Lebensfreude ist eine Grundhaltung, die eine Leichtigkeit in das Tun bringt. Wenn ich meine Arbeit mache, dann freue ich mich darauf, weil diese Arbeit genau das ist, was ich tun möchte: Ich möchte meinen Körper bewegen, ich möchte meinen Körper spüren. Ich möchte, dass der Energiefluss sich in mir verteilt und dass ich mich körperlich und geistig lebendig fühlen kann. Das ist es, was ich in meinen Kursen lehre und was ich auch bin. Ich lerne Menschen kennen, ich leite Gruppen, ich habe die Gruppenenergie zu halten. Dabei liegt meine Aufmerksamkeit ganz im gegenwärtigen Moment, im Lehren, in den Worten, die ich sage, und in der Bewegung. Das gibt mir Energie. So freue ich mich auf jeden Kurs, den ich leiten kann, und auf jede Herausforderung, an der ich wachsen kann, welche es auch immer sein mag. So freue ich mich auf jede Stunde, die ich unterrichte. Da ist Energie und da ist Kraft.

Eine Meditation zur Lebensfreude

Nimm eine ganz entspannte Rückenlage oder eine sitzende Haltung ein. Schließe deine Augen. Spüre in deinen Körper hinein, wie er am Rücken oder an den Füßen im Kontakt mit dem Boden ist. Lasse deinen Atem in seinem natürlichen Rhythmus fließen und gib alles Schwere mit jedem Atemzug an den Boden ab.

Stelle dir nun vor deinem inneren Auge einen Ort in der Natur vor, zu dem du dich hingezogen fühlst. Dies kann eine Wiese sein oder ein Strand oder ein anderer Ort, den du kennst, an dem du dich wohlfühlst und an dem du geborgen und sicher bist. Spüre mit jeder Einatmung, wie eine tiefe Ruhe und Gelöstheit sich in deinem Körper ausbreitet und dir hilft, dich noch mehr zu entspannen.

Stelle dir jetzt vor, wie das Sonnenlicht dich anfüllt mit lichtvoller Energie. Nimm mit jeder Einatmung diese Energie in dich auf. Spüre, wie du dich freust, an diesem Ort zu sein, den du magst. Lasse dich jetzt durchströmen von lichtvoller Energie und spüre die Wärme in deinem Körper.

Atme tief in deinen Körperraum hinein, erfülle dich von innen heraus mit dem Gefühl der Lebensfreude und lasse deinen Körper und deinen Geist durchfluten von der Kraft der Lebensfreude. Verweile einige Momente in diesem Gefühl …

Atme jetzt 3 bis 4 Mal etwas tiefer ein in den Bauch. Atme vollständig aus. Spüre in deine Füße hinein, in deine Hände und in deinen ganzen Körper und öffne dann wieder deine Augen.

Die richtige Einstellung zur Arbeit

Wenn du eine Arbeit verrichtest, die du zu deinem Beruf gemacht hast, dann solltest du diese Arbeit mit einer Grundhaltung der Freude tun. Es sollte der richtige Arbeitsplatz sein, und du solltest dich in deine Rolle und in deine Aufgaben hineingefunden haben. Dies wird dir Kraft, Energie und Freude geben. Dann verstehst du deine Arbeit nicht als Belastung, um Geld zu verdienen; dann ist deine Arbeit deine Erfüllung und wird dir Energie und Kraft geben, und zwar auch Widerstandskraft, wenn erhöhte Anforderungen zu bewältigen sind. Ist deine Arbeit aber etwas, was du nicht gerne ausführst, was dich belastet oder was du nicht mehr tun möchtest, wird es dir Energie nehmen, wird dich schwächen, und du wirst nicht in deiner Handlungskompetenz sein. So sei achtsam mit dir und sei achtsam mit dem, was du tust. Ändere deinen Aufgabenbereich, wenn du spürst, dass deine Tätigkeit dich zu viel Kraft kostet. Wenn wir Berufung mit Erfüllung verbinden können, wird Fülle und Lebensfreude einkehren und unser Herz wird sich öffnen. Bedenke aber, dass dies ein Prozess ist, der Zeit, Geduld und Selbstvertrauen erfordert, wenn du deine eingegangenen Verpflichtungen in Einklang mit deiner Lebenserfüllung bringen willst. Wer etwas wirklich will, findet Wege. Das wunderbare an einem resilienten Menschen ist, dass er trotz der vielen Herausforderungen, die ihm begegnen, die Lebensfreude niemals vergisst. Wie sieht es in deinem Leben mit der Lebensfreude aus?

Reflexion über die Lebensfreude

Frage dich:

- Kann ich tatsächlich das Leben genießen?
- In welchem Bereich meines Lebens erfahre ich Lebensfreude?
- Lebe ich meine Neugier und meine Kreativität?
- Auf welche Art und Weise findet meine Lebensfreude (beruflich oder privat) ihren Ausdruck?
- Kann ich das Leben umarmen?
- Kann ich die Welt an meiner Lebensfreude teilhaben lassen?
- Wie oft habe ich heute jemanden angelächelt?
- Wie bunt ist meine Welt? – Nimm dir dafür ein Blatt Papier oder eine Leinwand und male ein Bild dazu.

Sich in Leichtigkeit üben

Erlaube dir, deine Lebendigkeit, deinen Tatendrang, deine Abenteuerlust und Begeisterungsfähigkeit in den Ausdruck zu bringen. Erinnere dich an das, was du schon immer tun wolltest und bisher unterlassen hast: Sei es Paragliding, Wasserski fahren, mit den Delfinen schwimmen oder Berge besteigen. Schaffe einen Raum dafür. Verbinde dich so wieder mit deiner Leichtigkeit, Spontaneität, Neugierde und Offenheit. Wir können auf positive Gefühle und Emotionen als Ressourcen auch jederzeit zurückgreifen durch das Wachrufen schöner Erinnerungen. Dann kannst du das Leben wieder als leicht empfinden und du spürst auch wieder ein Interesse daran, zu entdecken und zu erkunden, was dein Leben dir noch Aufregendes zu präsentieren vermag. Übe dich in Leichtigkeit!

Ein Sinn für Humor und Lachyoga

Leichtigkeit ist wie Licht. Spirituelle Energie ist Licht, sie ist leicht, sie ist humorvoll. Ein Sinn für Humor ist ein Zeichen für ein hohes Bewusstsein. Daher schaue bei einem potenziellen (Geschäfts-)Partner oder (Yoga-)Lehrenden immer auch darauf, ob er oder sie einen Sinn für Humor hat und Fröhlichkeit und Leichtigkeit ausstrahlt. Leichtigkeit leben heißt nicht, dass du dich zum Clown machst. Leichtigkeit leben heißt, dich selbst und dein Ego nicht zu wichtig zu nehmen. Die Energie der Leichtigkeit und des Humors ist deutlich stärker als diejenige der Ernsthaftigkeit. Ernsthaftigkeit begrenzt dich auf den gegenwärtigen Istzustand, während Leichtigkeit und Humor dich energetisch anhebt und dabei hilft, Realitäten zu verändern. Dafür ist es auch gut zu wissen, dass sich die Schwingung und die Stimmungen von Personen in einem Raum nonverbal miteinander synchronisieren. Mache dazu ein Experiment: Wenn dein Partner, Ehemann oder deine Ehefrau sich niedergeschlagen fühlt, schicke ihm oder ihr lautlos liebevollen Humor und Wertschätzung und schaue, wie sich die Stimmung ändert.

Eine weitere Möglichkeit, Lebensfreude zu leben, ist Lachyoga. Begonnen wird mit einem zunächst simulierten, künstlichen Lachen, das dann in freies, echtes Lachen übergeht. Man macht sich hier zunutze, dass der Körper nicht zwischen einem echten und einem simulierten Lachen unterscheiden kann und dass jede körperliche Darstellung einer Emotion auch mental zur entsprechenden emotionalen Reaktion führt. Ein fröhlicher, lachender Mensch ist beispielsweise auf eine ganz natürliche Weise von seinen Schmerzen abgelenkt. Lachen schafft eine gewisse Distanz zum eigenen Stress und Leiden. Lachen über einen Zeitraum von mindestens 10 Minuten führt zu einer vermehrten Ausschüttung von Endorphinen, einer Abnahme der Stresshormone Adrenalin und Kortisol und letztendlich zu einem besseren Körpergefühl. Ein guter Sinn für Humor hilft auch, inmitten widrigster Lebensumstände eine positive, lebensbejahende Einstellung zu bewahren. Und noch eins: Mache es dir zur Maxime, den Ausdruck von negativen Emotionen auf den nächsten Tag zu verschieben.[10]

10 Es gab einen spirituellen Lehrer, der von seinen Schülern forderte, den Ausdruck negativer Emotionen stets auf den nächsten Tag zu verschieben und diese in keinem Fall spontan auszuleben. Er wusste, dass negative Emotionen meist am nächsten Tag keinen Bestand mehr haben, und bewahrte seine Schüler so vor deren negativen Auswirkungen.

YOGASEQUENZ MIT DEM SCHWERPUNKT

LEBENSFREUDE

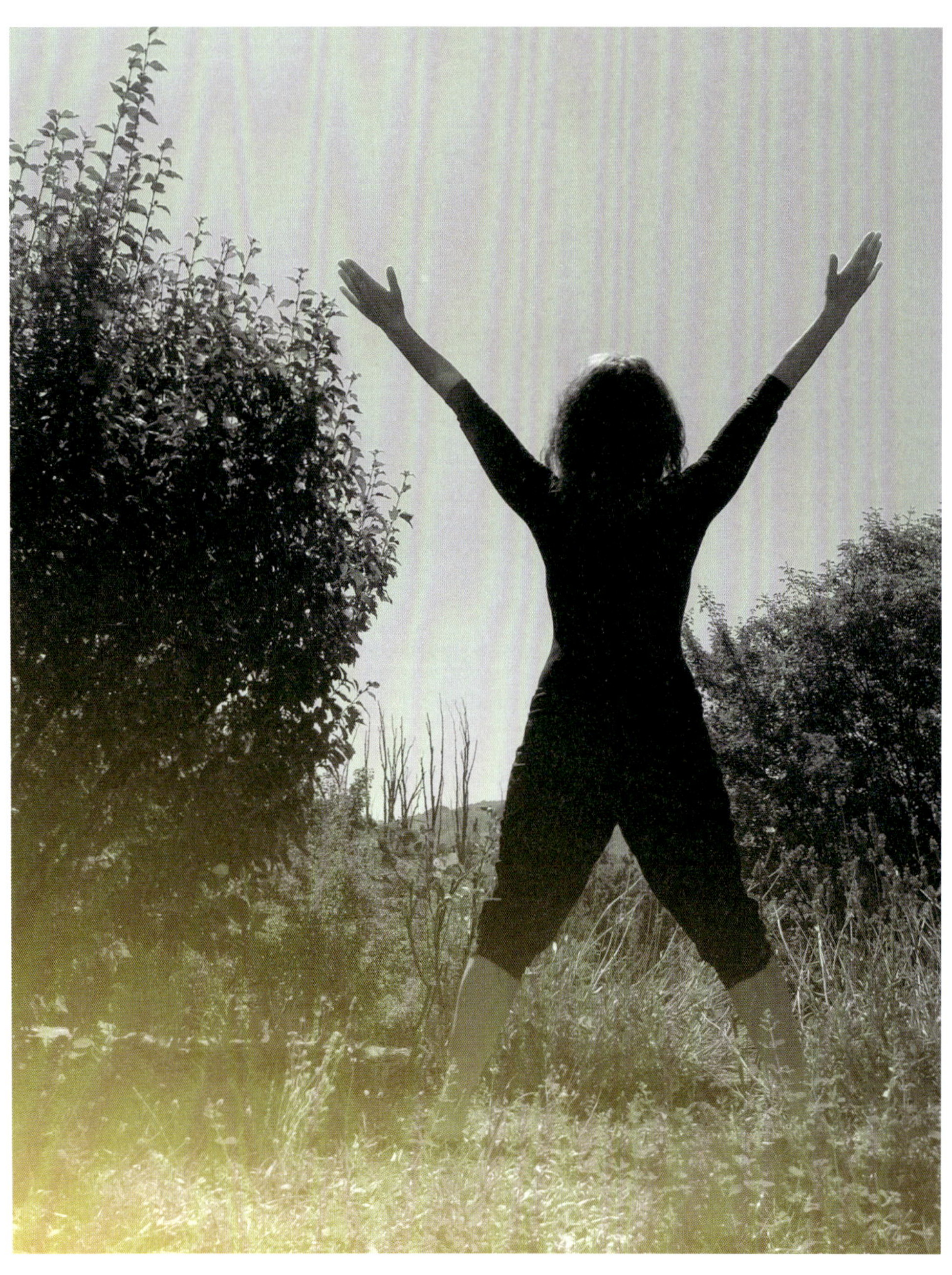

1 TADASANA – BERG-VARIATION

mit seitlich geöffneten Armen

Komme ins Stehen. Deine Füße sind hüftweit auseinander und parallel zueinander. Dein Oberkörper ist aufrecht, der Kopf mittig ausgerichtet. Deine Arme sind seitlich neben dem Körper. Spüre, wie deine Fußsohlen den Boden berühren.

Hebe mit der Einatmung die Arme an und bringe sie seitlich geöffnet schräg nach oben. Werde weit in den Armen. Öffne dich im Schultergürtel; die Schultern streben sanft weg von den Ohren. Spüre die Erdung in den Füßen und in deinen Beinen. Öffne dein Herz mit jeder Ein- und Ausatmung und schaffe hier Raum und Weite. Bleibe hier für 5 bis 6 Atemzüge.

Öffne dich für dein Leben, deine Freude. Sage Ja zu deinem Leben!

Gehe dann weiter in die Haltung des Helden.

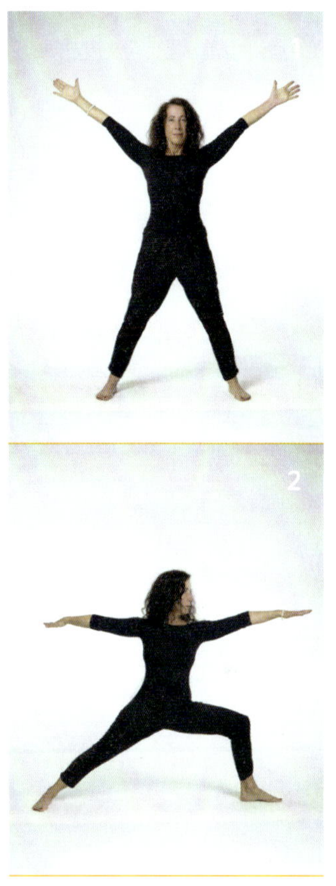

2 VIRABHADRASANA II – DER HELD II

Du stehst quer auf deiner Yogamatte; die Füße sind parallel und eine Beinlänge auseinander. Hebe einatmend nun deine Arme über die Seiten etwas höher als deine Schultern und bringe die Schultern weit auseinander. Diese Haltung öffnet den Schultergürtel, Herz und Brustkorb. Der Kopf und dein linker Fuß drehen nach links. Senke ausatmend dein linkes Knie in einen rechten Winkel; Fußgelenk und Knie sind dabei in einer Linie. Das rechte Bein bleibt durchgestreckt, die Fußaußenkante fest am Boden. Bleibe in dieser Position für 5 bis 6 Atemzüge.

Spüre die Stabilität in den Füßen und Beinen und gleichzeitig die Weite und Öffnung in deinem Oberkörper. Spüre deine Lebendigkeit und die Freude in dir. Bringe die Freude in die Bewegung hinein, indem du in Utthita Parshvakonasana hineinfließt.

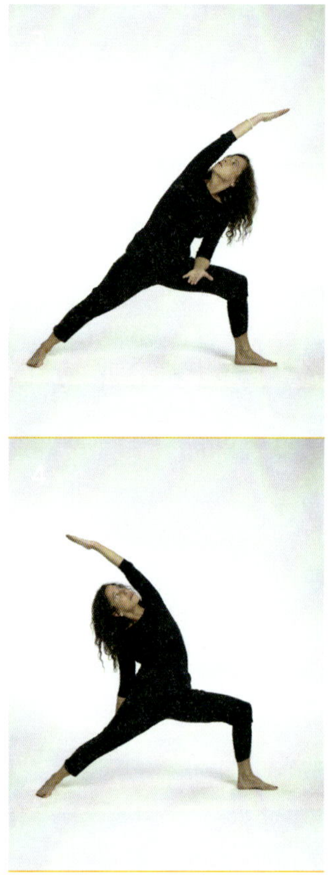

3 UTTHITA PARSHVAKONASANA – GESTRECKTE SEITLICHE WINKELSTELLUNG (BOGEN NACH LINKS)

Lege deinen linken Unterarm auf dem linken Oberschenkel ab, sodass die Handinnenfläche in Richtung Decke zeigt. Beuge dich nun zur linken Seite, sodass die linke Flanke komprimiert wird. Den rechten Arm bringst du ausgestreckt über deinen Kopf; dehne dabei deine rechte Seite. Achte darauf, dass die linke Fußsohle und der rechte Fuß fest am Boden sind. Blicke zu deiner rechten Hand. Bleibe hier für 3 bis 5 Atemzüge. Spüre die Öffnung und die Dehnung zu den Seiten hin. Spüre die Leichtigkeit, den Tanz, in der Bewegung in dieser Übung. Löse die Position auf und gehe direkt in die nächste Position 4.4 Parshva Virabhadrasana.

4 PARSHVA VIRABHADRASANA – HELD-VARIATION (BOGEN NACH RECHTS)

Atme ein und fließe wie in einem Tanz in die Gegenbewegung. Zur rechten Seite beugend bringe jetzt deinen rechten Arm zur Seite deines rechten Beins. Der linke Arm ist ausgestreckt schräg nach hinten oben in Richtung Kopf ausgerichtet. Blicke zu deiner linken Hand. Dein linkes Bein bleibt weiterhin im rechten Winkel. Bleibe hier für 3 bis 5 Atemzüge. Spüre die Stabilität, spüre den Tanz der Lebensfreude in dir und die Leichtigkeit.
Einatmend kehre in den Helden zurück. Strecke das linke Bein aus für den Seitwechsel erst von Übung 4.3 und dann von 4.4.

5 PARIVRITTA ARDHA PRASARITA PADOTTANASANA - DIE HALBE VORWÄRTSBEUGE IN WEITER GRÄTSCHE

Du stehst auf der Yogamatte mit weit gegrätschten Beinen und aufrechtem Oberkörper. Bringe einatmend die Arme über den Kopf und ausatmend deinen rechten Arm nach unten auf den Boden. (Wenn du mit deiner Hand nicht bis zum Boden kommen solltest, kannst du einen Yogaklotz unterlegen.) Der linke Arm geht nach oben in Richtung Decke. Schulter und Arme sind in einer senkrechten Linie. Bleibe in dieser Position für 5 bis 6 Atemzüge. Spüre die Stabilität in den Füßen. Spüre die Beweglichkeit deiner Wirbelsäule und die Leichtigkeit in Hals, Nacken und Schulterbereich.
Übe dich in Beweglichkeit. Bewege dich wie in einem Tanz und erfahre die Öffnung und Weite. Werde ganz leicht.
Komme dann in den Seitwechsel.

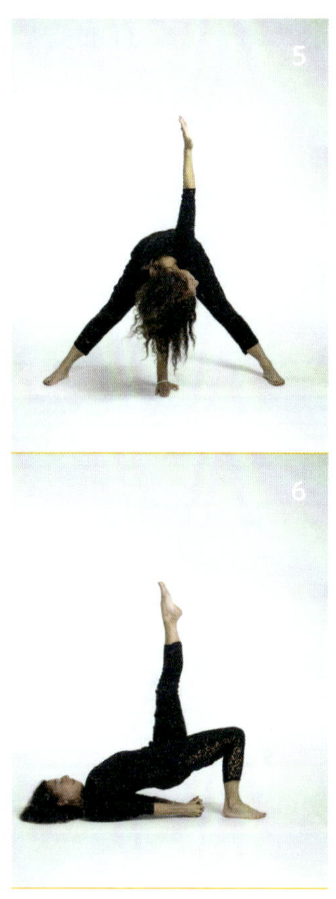

6 SETU BANDHA SARVANGASANA - SCHULTERBRÜCKE-VARIATION MIT GEHOBENEM BEIN

Komme in die Rückenlage und stelle deine Füße auf. Deine Arme sind seitlich am Körper, die Handinnenseiten zeigen zum Boden. Dein Kinn ist leicht herangezogen. Hebe mit der Einatmung nun dein Becken an und bringe die Hüften weit nach oben. Spüre die Kraft in den Oberschenkelvorderseiten.
Komme jetzt in die Variation von Setu Bandha Sarvangasana: Bringe deine Hände unter deinem Gesäß gefaltet zusammen und hebe das linke Bein in Richtung Decke an. Bleibe in der Schulterbrücke für 4 bis 5 Atemzüge. Nimm mit jeder Einatmung Weite, Freude und Leichtigkeit in dich auf und gib alles Schwere mit jeder Ausatmung an die Erde ab. Spüre die Kraft und Stabilität in

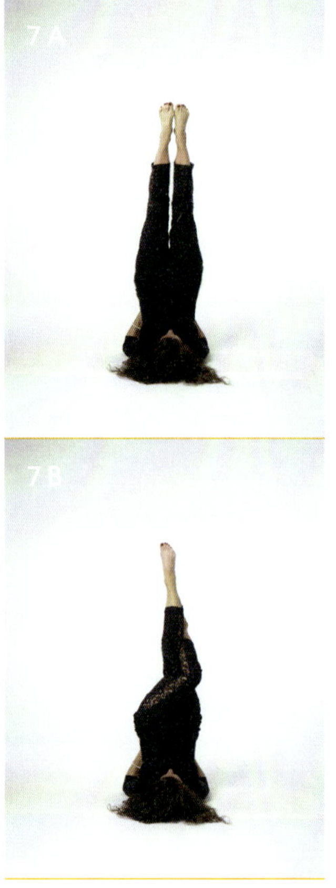

deinem Körper und spüre dein Durchhaltevermögen. Erfahre deine Kraft und Beweglichkeit. Erfahre Öffnung und Leichtigkeit. Sei spielerisch und in der Freude.
Komme dann für 4 bis 5 Atemzüge in den Seitwechsel. Löse ausatmend vollständig auf. Umfasse die Knie mit deinen Händen und ziehe sie zum Körper heran. Dies ist eine entlastende Gegenbewegung für deinen unteren Rücken. Entspanne und spüre nach.

7 A+B SARVANGASANA – SCHULTERSTAND-VARIATION

Du liegst in der Rückenlage, deine Arme sind an der Seite des Körpers, deine Füße sind ausgestreckt. Lege am besten vorab eine zusammengefaltete Decke unter deine Schultern, um deinen Hals- und Nackenbereich zu schützen. Ziehe nun sanft deine Knie an den Oberkörper heran und strecke sie mit ein wenig Schwung nach oben hin aus; stütze deinen Rücken gleichzeitig mit den Händen seitlich der Wirbelsäule ab. Das Kinn ist sanft herangezogen. Richte dich jetzt mit deinen Beinen ganz auf (Abb. 4.7 A). Die Schultern liegen ganz entspannt am Boden. Dein Gesicht ist ganz locker und entspannt. Komme jetzt in die Variation von Sarvangasana: Bringe deinen linken Fuß nach rechts und umfasse mit dem Fußrücken deine rechte Wade (Abb. 4.7 B). Bleibe hier für 5 bis 6 Atemzüge.
Spüre die Regeneration, das Loslassen und die Lebensfreude in dieser Position. Sage dir: „Ich genieße voller Lebensfreude mein Dasein. Ich kann loslassen, ich kann Leichtigkeit erleben." Löse auf und komme dann in den Seitwechsel, indem dein rechter Fuß die linke Wade umschließt. Löse die Beinhaltung dann ganz auf und gehe direkt in Halasana.

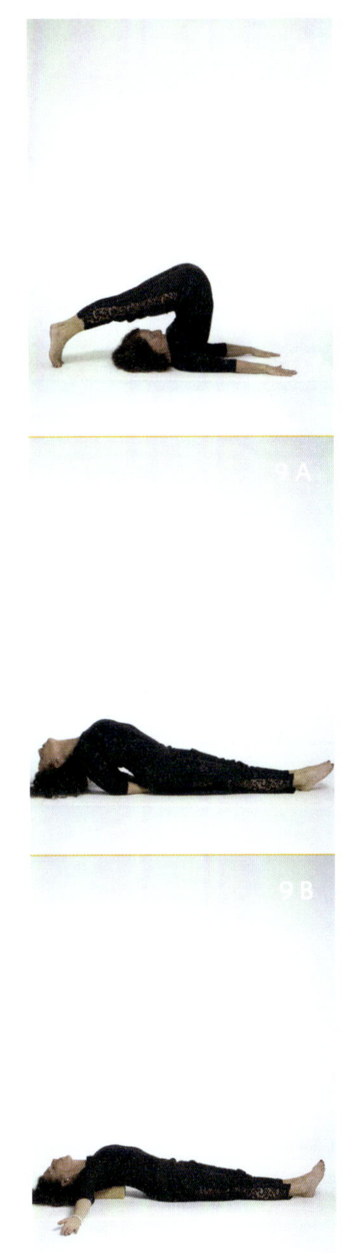

8 HALASANA - DER PFLUG

Bringe aus dem Schulterstand beide Beine hinter dem Kopf in Richtung Boden. Jetzt kannst du auch deine Hände mit den Handinnenseiten auf dem Boden ablegen. Stütze, wenn du den Boden nicht mit den Zehen berührst, mit den Händen deinen Rücken, sodass er gerade bleibt. Bleibe hier für 5 bis 10 Atemzüge.

Ziehe dich ganz nach innen zurück und regeneriere. Spüre Kraft und Lebensfreude in dieser Position.

Löse dann mit deiner Einatmung langsam die Position auf, indem dir deine Hände als Bremse dienen. Lege deinen Oberkörper ab und ganz langsam auch die Beine, bis du wieder ausgestreckt am Boden liegst. Spüre nach.

Stehe nach dieser Übung nicht direkt auf. Nimm dir hierfür etwas Zeit.

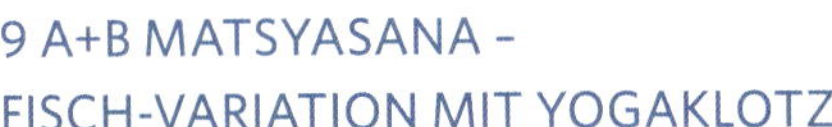

9 A+B MATSYASANA – FISCH-VARIATION MIT YOGAKLOTZ

Du bist in der Rückenlage. Lege dir bei Bedarf eine gefaltete Decke unter den Kopf.

Stelle deine Füße auf und bringe deine Hände mit den Handinnenseiten am Boden unter dein Gesäß. Die Daumen sind miteinander verhakt. Strecke deine Beine aus. Deine Schulterblätter sind zusammen. Hebe mit der Einatmung jetzt deinen Oberkörper an und lege deinen Hinterkopf auf dem Boden ab (Abb. 4.9 A). Nicht dein Kopf, sondern deine Unterarme tragen das Gewicht.

Komme in die Variation von Matsyasana mit Hilfsmittel: Lege dir einen Yogaklotz in Höhe des oberen Rückens zwischen die Schulterblätter. Lege dich darauf und deinen Hinterkopf sanft dahinter auf dem Boden ab (Abb. 4.9 B). Strecke deine Arme jetzt in Schulterhöhe seitlich aus. Bleibe in dieser Position für 5 bis 6 Atemzüge. Spüre die Dehnung im Schultergürtel und Brustbereich und die

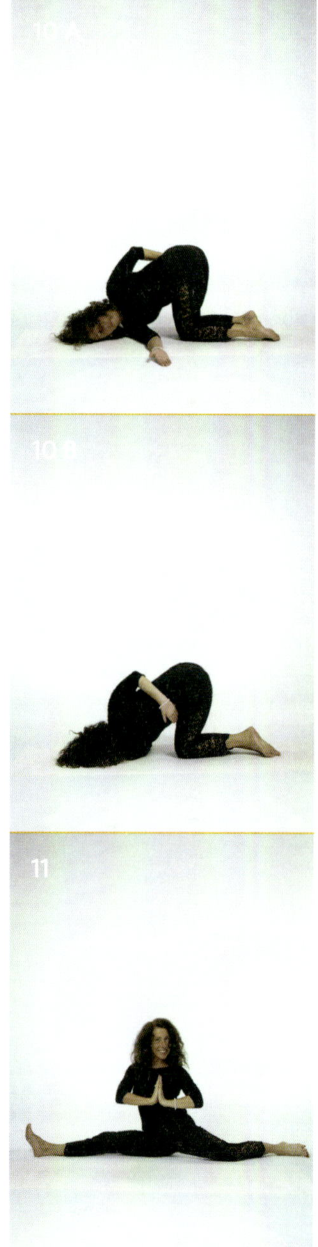

Öffnung im Herzen. Spüre hier Weite und Raum und Freiheit - wie ein Fisch im Wasser. Sei neugierig und offen. In der Lebensfreude öffnen wir uns für das Leben mit Leichtigkeit.
Löse die Position auf, indem du einatmend den Oberkörper anhebst und die Arme an die Seite bringst. Komme in die Rückenlage und spüre nach.

10 A+B URDHVA MUKHA PASASANA BZW. PARSHVA BALASANA - „THREAD THE NEEDLE POSE"

Komme in den Vierfüßlerstand. Drehe jetzt den rechten Arm so, dass der Handrücken in Richtung Boden zeigt, und ziehe ihn unter dem linken Arm hindurch, sodass deine rechte Schulter und deine rechte Gesichtshälfte am Boden liegen. Bringe nun einatmend den linken Arm nach oben und lege ihn hinter deinem Rücken ab; die linke Schulter zieht sanft nach hinten, der ganze Oberkörper ist nach links gedreht (Abb 4.10 A). Bleibe hier für 5 bis 6 Atemzüge.
Nimm in dieser Position deine Flexibilität wahr.
Löse dann die Haltung vollständig auf, indem du in den Vierfüßlerstand zurückfließt, und komme dann in den Seitwechsel (Abb 4.10 B).

11 HANUMANASANA - DER SPAGAT

Komme aus dem Vierfüßlerstand in den herabschauenden Hund. Strecke jetzt das rechte Bein nach oben in Richtung Decke aus, winkle es dann wieder an den Oberkörper an und lege es ganz langsam nach vorne hin ab, sodass es auf dem Boden zu liegen kommt. Dein Oberkörper ist aufgerichtet. Hebe deine Arme an und lass die Handinnenseiten sich berühren.
Verweile in dieser Position für 5 bis 6 Atemzüge.

Spüre in dieser Position reine Lebensfreude. Hier überschreitest du deine Grenzen und machst Unmögliches möglich.
Fließe dann in die Rückenlage und spüre nach.
Wenn dir diese Übung nicht möglich ist, gehe stattdessen in 2.9 Eka Pada Rajakapotasana - die Taube.
Es fällt den meisten Yogapraktizierenden leichter, mit einem Bolster oder Yogaklotz in diese Position hineinzukommen. Setze dich dafür auf das Bolster oder den Yogaklotz und komme mit ausgestrecktem Bein Richtung Boden.
Übe Hanumanasana (bzw. den Weg dorthin) möglichst jeden Tag, um Fortschritte zu sehen.

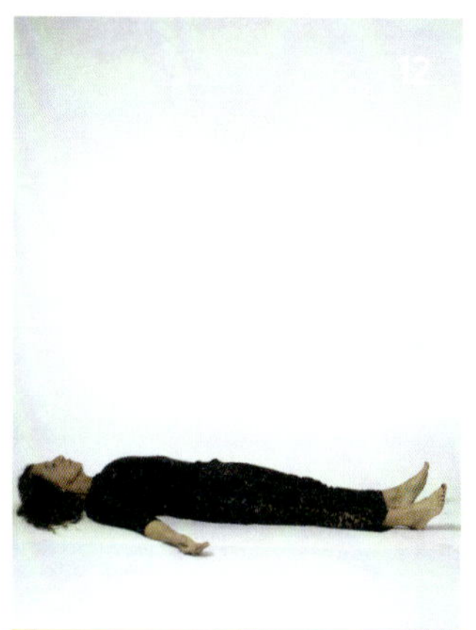

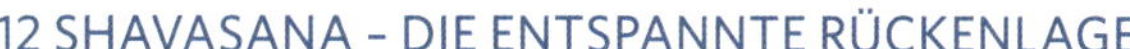

12 SHAVASANA - DIE ENTSPANNTE RÜCKENLAGE

Komme auf deiner Yogamatte ins Liegen. Deine Füße sind hüftweit auseinander. Deine Arme liegen neben dem Körper, die Handrückseiten zeigen zum Boden. Deine Schultern sind offen, der Kopf ist mittig ausgerichtet. Bleibe in dieser Position ganz locker und ganz entspannt. Atme für 3 Atemzüge tief in deine Körpermitte ein, atme dann jegliche Spannung vollständig aus und lasse vollständig los. Komme zur Ruhe und lass deinen Atemfluss jetzt ganz natürlich in seinem Rhythmus fließen.
Fühle und spüre: *„Ich freue mich über dieses Leben und all die Chancen, die es mir bietet."*
Bleibe hier in dieser entspannten Haltung für ca. 5 bis 10 Minuten.

TEIL II
STRATEGIEN FÜR EIN RESILIENTES LEBEN

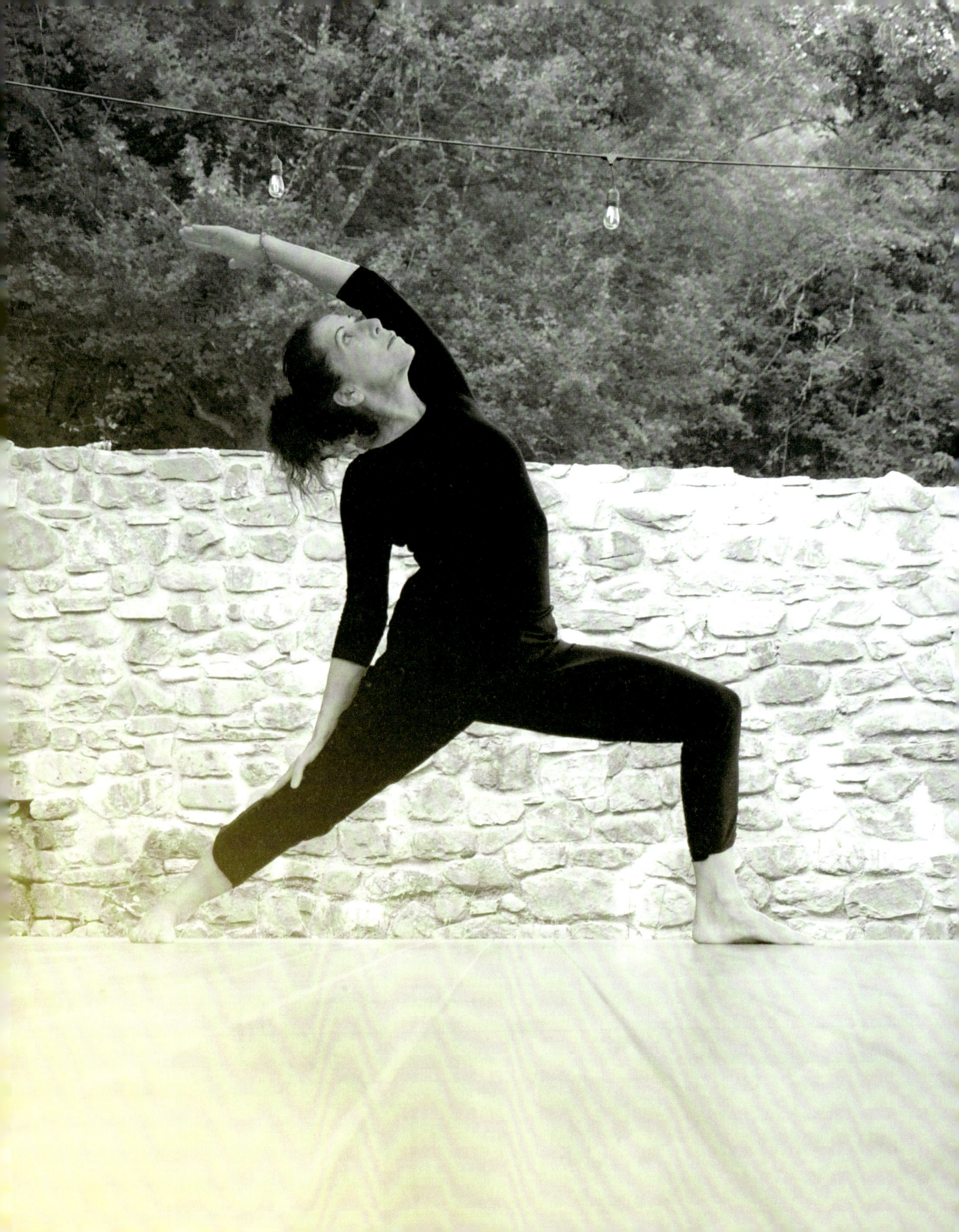

VERANT-WORTUNG
ÜBERNEHMEN

„Achte auf deine Gedanken, denn sie werden zu Worten.
Achte auf deine Worte, denn sie werden zu Handlungen.
Achte auf deine Handlungen, denn sie werden zu Gewohnheiten.
Achte auf deine Gewohnheiten, denn sie werden zu deinem Charakter.
Achte auf deinen Charakter, denn er wird zu deinem Schicksal."

Geht vermutlich auf ein chinesisches Sprichwort zurück.

Übernimm für dein Leben die volle Verantwortung. Wisse, was du willst. Sei dir deiner Entscheidungen und deren Folgen bewusst. Denn jede Handlung, auch jede unterlassene Handlung, bestimmt deine Zukunft.

Häufig gehen wir unbewusst durch das Leben, und das Leben macht dann scheinbar mit uns, was es will. Wir glauben dann, wir seien Opfer der äußeren Umstände, und geben damit unsere Verantwortung für unser Leben ab. Wir verdrängen damit den eigenen Anteil und die eigene Verantwortung für den Weg, an dessen Ende wir ungewollt ankommen. Und wir erfahren Leid, wenn sich die Dinge nicht so entwickeln, wie wir denken, dass sie es sollten. Oft schieben wir die Verantwortung für misslungene Vorhaben auf andere. An dieser Stelle möchte ich dich ernüchtern: Niemand anderes ist schuld an deiner gegenwärtigen Situation. Wir tragen die Verantwortung für unser Leben selbst. Wisse, dass du für alles, was dir geschieht, eine Mitverantwortung trägst. Niemand kann und niemand wird diese Verantwortung für dich übernehmen können! Hier ist es wichtig, sich seiner Rolle als Gestalter des eigenen Lebens[11] bewusst zu werden.

Du bist Gestalter deines eigenen Lebens

Entwicklung ist Veränderung. Entwicklung bedeutet, alte Gewohnheiten loszulassen, und bereitet den Raum für neue Gewohnheiten. Entwicklung ist ein stetiger Prozess der Wandlung. Je mehr du erkennst, welche unbewussten Programme dein Leben steuern, umso mehr kannst du aktiv deine Rollen ändern und dein Leben bewusst in die Hand nehmen. Wenn du dich von begrenzenden Überzeugungen und Verhaltensmustern löst, kannst du in deinem Leben etwas Neues erschaffen. Beginne damit, dass du deine alten Rollen dahingehend hinterfragst, ob sie für dich noch von Nutzen sind oder nicht:

Reflexion: Ich und meine Verantwortung

Frage dich:

- Bin ich bereit, für mein Leben Verantwortung zu übernehmen?
- Wer will ich sein? Was will ich erreichen? (Zum Beispiel: Ich will ein guter Vater, eine gute Mutter sein, ich will ein guter Mitarbeiter einer Firma oder eines Projektes oder eine gute Kollegin sein ... diese Auflistung lässt sich endlos weiterführen.)
- Welche Rollen will ich in meinem Leben spielen?
- Stimmt mein reales Leben mit meinem Selbstbild überein? Bin ich der Mensch, der ich glaube zu sein bzw. der ich zu sein wünsche?
- Bin ich bereit, Dinge zu lassen, die nicht meinem Selbstbild entsprechen?

Wenn du dir deiner verschiedenen Rollen bewusst geworden bist, entscheide, was für dich noch von Nutzen ist und was dir nicht mehr dienlich ist. Wichtig sind hier deine eigene Rolle, deine Prioritäten und deine Motivation.

Wenn du auf solche Weise Bilanz gezogen hast, dann kannst du die in diesem Moment beste Entscheidung für dein Leben fällen: Du kannst dein Leben in die eigene Hand nehmen. Wisse, du hast dein Leben selbst in der Hand! Sei authentisch!

Intention und Motivation

Um Verantwortung für eine selbst gewählte spezifische Aufgabe übernehmen zu können, braucht es eine Intention, also eine genaue Vorstellung davon, was du erreichen willst, und eine Motivation. Motivation ist der Motor, der Antrieb, um in die Umsetzung deiner Pläne zu kommen. Prüfe also deine Motivation: Hast du einen guten Grund, warum du gerade jetzt aktiv werden willst? Wie sieht es mit deinen Gefühlen aus: Was fühlst du, wenn du an diese spezifische Aufgabe denkst? Hilfreich wäre ein mit dieser Vorstellung verbundenes freudiges Aufgeregtsein. Auch sollte die Aufgabe für alle deine Persönlichkeitsanteile erstrebenswert sein, damit du dir nicht selbst ein Bein stellst. Manchmal musst du dich vielleicht bewusst für einen Kompromiss entscheiden, bis die Zeit reif ist, um voranzuschreiten.

Entscheidungen und der Mut zur Veränderung

Viele Menschen haben eine Scheu davor, Entscheidungen zu treffen. Versuche offen zu bleiben und triff deine Entscheidung. Das ist Mut. Wisse, dass du alles in deinem Leben auch wieder verändern kannst, indem du die Situation betrachtest, reflektierst und deine Entscheidung gegebenenfalls revidierst. So machst du Erfahrungen, und Entwicklung geschieht. Ein resilienter Mensch, der sich seiner Verantwortung bewusst ist, übernimmt für alles, was er entschieden hat, die Verantwortung. Die Verantwortung wird

---

[11] *siehe dazu auch Kapitel 7*

nicht auf jemanden anderen oder die Umstände abgeschoben. War die Entscheidung nicht sachgerecht, reflektiert er, um eine bessere Lösung zu finden.

Hier ein Beispiel: Du willst abnehmen. Du reflektierst über dein gewohntes Essverhalten. Hier gilt es, eine Entscheidung zu treffen: Entweder du bleibst bei deinen Gewohnheiten und entscheidest dich also dafür, deine Diätpläne aufzugeben, oder du entscheidest dich, dein Essverhalten zu ändern. Wenn du dich entscheidest, dein Essverhalten zu ändern, und du dies auch wirklich konsequent umsetzt, wirst du dein Ziel – abzunehmen – erreichen. Das Gleiche gilt auch für andere Ziele, wie sich mehr zu bewegen, die berufliche Situation zu verändern usw. Triff eine Entscheidung und lass dein Handeln folgen. Es klingt so einfach, doch wissen wir alle, dass es das nicht (immer) ist. Wir kommen jedoch nicht um den Schritt herum, uns etwas abzuverlangen. Wenn wir unser Ziel oder ein Teilziel erreicht haben, fühlen wir uns wohler. Es gibt Energie und stärkt das Selbstvertrauen.

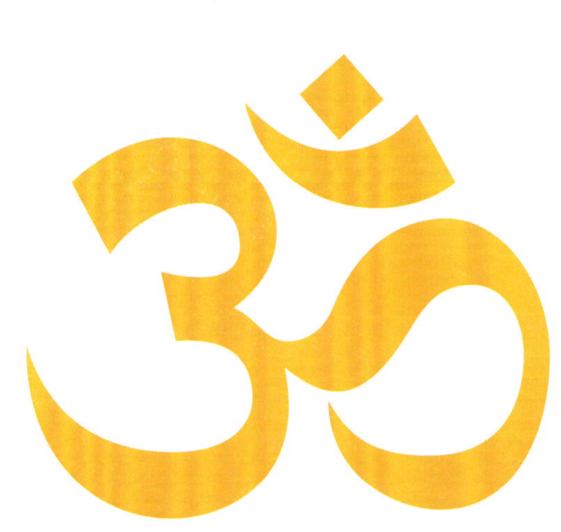

YOGASEQUENZ MIT DEM SCHWERPUNKT

VERANTWORTUNG

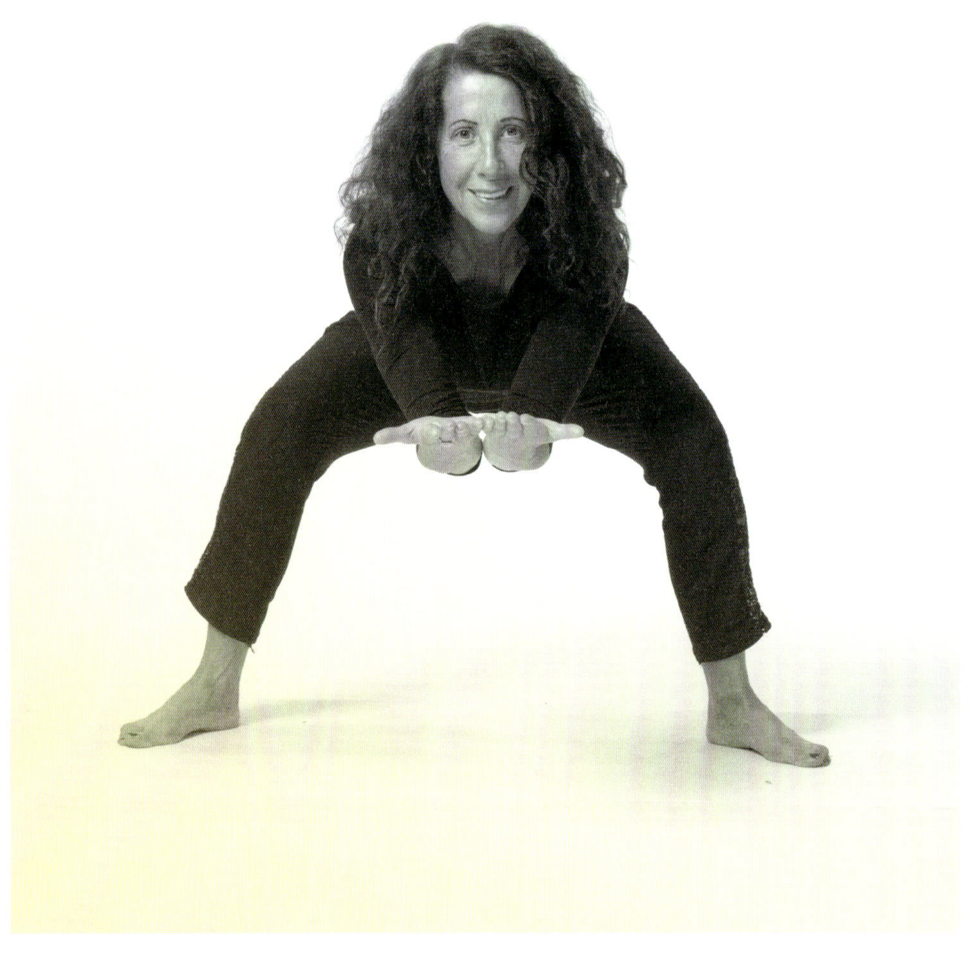

1 TADASANA – BERG-VARIATION MIT RÜCKBEUGE

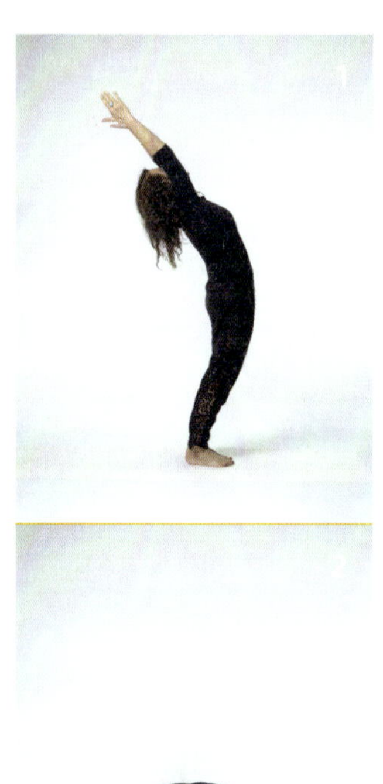

Komme ins Stehen. Deine Füße sind hüftweit auseinander. Dein Oberkörper ist aufrecht und der Kopf mittig ausgerichtet. Deine Beine sind stabil. Spüre, wie deine Füße den Boden berühren, wie sie im Kontakt mit der Erde sind. Spanne sanft dein Gesäß an. Atme zu deiner Körpermitte hin ein und über die Beine und Füße zur Erde hin aus. Hebe mit der Einatmung deine Arme über den Kopf. Werde aus den Flanken lang und ziehe und dehne dich sanft etwas nach hinten (Abb. 5.1). Der Brustkorb ist gedehnt. Bleibe hier für 5 bis 6 Atemzüge.
Spüre Stabilität, spüre Öffnung und Weite und wisse, dass du Verantwortung für dein Leben übernehmen kannst.
Gehe dann direkt weiter in die nächste Haltung.

2 PRASARITA PADOTTANASANA – GEGRÄTSCHTE VORWÄRTSBEUGE

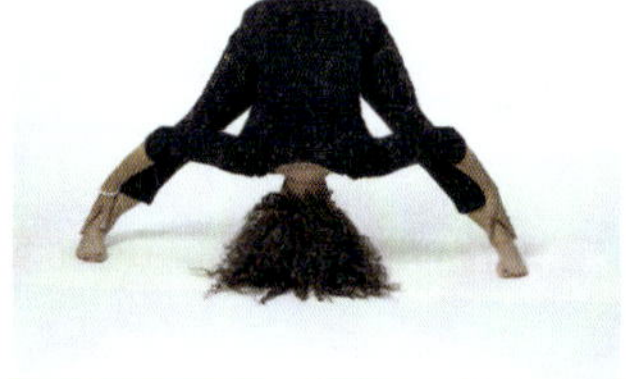

Stehe quer auf der Yogamatte. Bringe nun deine Beine mehr als hüftweit auseinander. Beuge dich ausatmend nach vorne und lasse deinen Oberkörper in Richtung Boden fließen. Bringe deine Hände vor deinen Füßen auf den Boden oder umfasse deine Fußgelenke mit den Händen (Abb. 5.2). Die Schultern sind locker, das Gesicht ist entspannt. Bleibe in der Vorwärtsbeuge für 5 bis 6 Atemzüge. Komme hier für einen Moment zur Ruhe, sei dir ganz nahe. Übe dich in Geduld, im Annehmen und trage für jede Entscheidung, die du triffst, die Verantwortung.
Löse mit deiner Einatmung die Haltung auf und fließe zurück in die stehende Position.

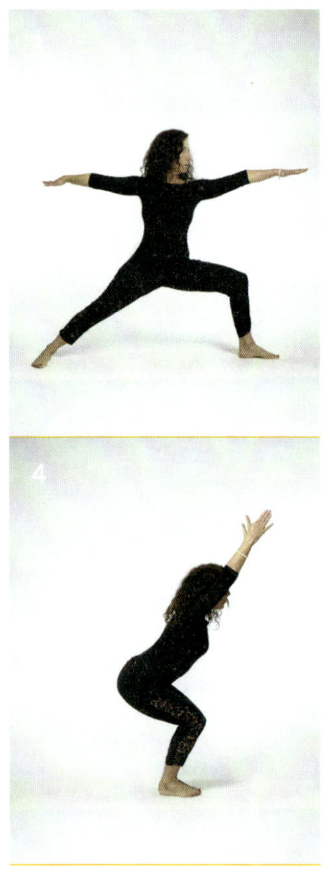

3 VIRABHADRASANA II - DER HELD II

Du stehst quer auf deiner Yogamatte; die Füße sind parallel und eine Beinlänge auseinander. Hebe einatmend nun deine Arme über die Seiten etwas höher als deine Schultern und bringe deine Schultern weit auseinander. Diese Haltung öffnet den Schultergürtel, Herz und Brustkorb. Der Kopf und dein linker Fuß drehen nach links. Senke ausatmend dein linkes Knie in einen rechten Winkel; Fußgelenk und Knie sind dabei in einer Linie. Das rechte Bein bleibt durchgestreckt, die Fußaußenkante fest am Boden. Bleibe in dieser Position für 5 bis 6 Atemzüge.

Spüre, wie stabil deine Füße und Beine sind. Spüre in dieser Position die Kraft und den Willen in dir. Hier weißt du: *„Ich bin stark! Ich kann entscheiden! Ich kann Verantwortung übernehmen! Ich kann kraftvoll ins Tun gehen!"* Spüre hier, wie kraftvoll du bist, wie es dich stärkt, Verantwortung für dein Leben zu übernehmen. Du stärkst hier deinen Willen und das gibt dir Kraft und Energie.

Löse und komme in den Seitwechsel.

4 UTKATASANA - DER STUHL

Du stehst auf der Yogamatte. Deine Füße sind hüftweit auseinander und parallel zueinander. Hebe einatmend deine Arme in Schulterhöhe nach vorne an, sodass die Handinnenseiten zueinander zeigen. Bringe ausatmend nun dein Gesäß tief nach unten, als würdest du dich auf einen Stuhl setzen. Die Arme gehen schräg nach oben. Balanciere dich mit den Händen aus. Die Füße sind fest am Boden. Die Oberschenkelvorderseiten sind stark. Der Rücken ist lang, die Beine sind kraftvoll. Bleibe in dieser kraftvollen Haltung für 5 bis 8 Atemzüge. Spüre mit der Einatmung in deinen langen Rücken hinein und spüre mit der Ausatmung zu den Fußsohlen hin.

Spüre auch hier die Kraft, die in dir wohnt. Verantwortung für sein Leben zu übernehmen heißt: „*Ich stehe mitten im Leben und bin mir meiner Kraft bewusst.*" Diese Übung setzt die Energie dafür frei.
Löse und spüre nach. Gehe dann direkt weiter in die stehende Vorwärtsbeuge.

5 A+B PADA HASTASANA – DIE STEHENDE VORWÄRTSBEUGE

Komme auf dem ersten Drittel deiner Yogamatte in eine stehende Position. Deine Füße sind hüftweit auseinander. Hebe einatmend die Arme über den Kopf und bringe ausatmend die Hände seitlich zu den Füßen (Abb. 5.5 A) oder umfasse alternativ deine Fußgelenke mit deinen Händen (Abb. 5.5 B). Deine Knie bleiben sanft durchgestreckt. Lasse deinen Oberkörper ganz passiv hängen. Schultern und Gesicht sind ganz entspannt. Verweile hier für 10 Atemzüge.
Diese Übung lehrt dich die Geduld und das Annehmen dessen, was ist. Sei dir deiner Entscheidungen bewusst. Ruhe für einen Moment. Übe dich in Geduld und Respekt dir selbst gegenüber.
Komme dann einatmend langsam und Wirbel für Wirbel wieder nach oben und spüre im Stehen nach.

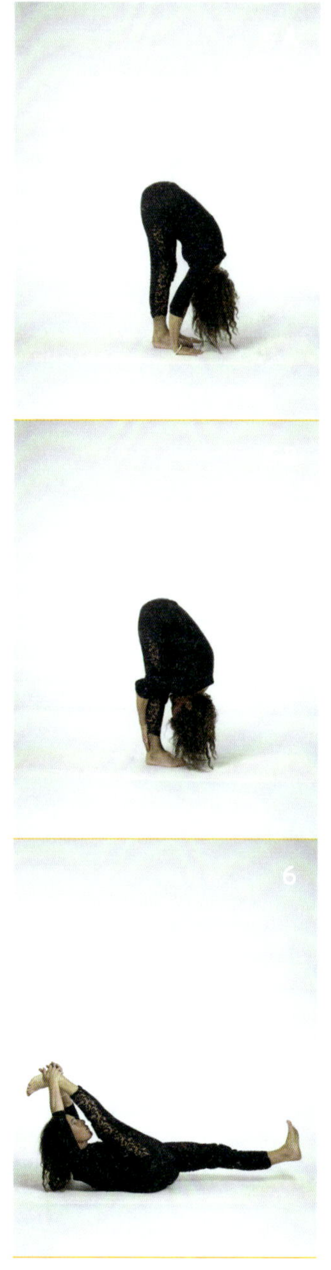

6 KROKODILSÜBUNG BZW. DIE LIEGENDE SCHERE

Komme jetzt zum Liegen. Beuge dein rechtes Knie und strecke das Bein zur Decke hin aus. Umfasse das ausgestreckte rechte Bein mit deinen Händen an der Wade oder am Fuß (Abb. 5.6) und ziehe es an den Körper heran. Hebe deinen Oberkörper leicht an und bringe das linke ausgestreckte Bein etwas über den Boden. Bleibe hier für 5 Atemzüge und spüre deine kraftvolle Körpermitte.
Spüre die Kraft aus der Bauchmitte heraus. Spüre aus

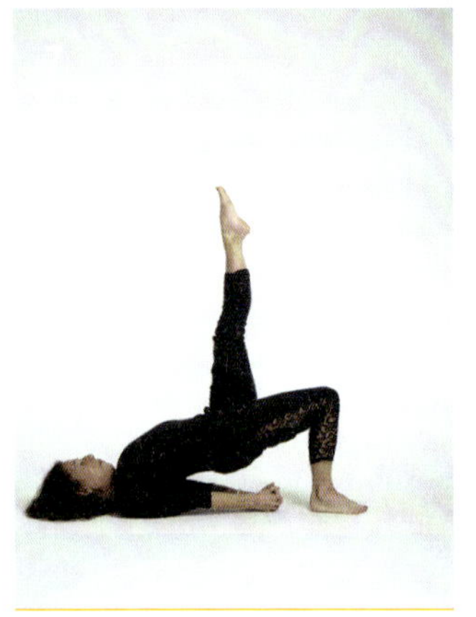

deinem langen Rücken heraus die Stabilität und deine innere körperliche Balance. Bleibe hier mit deinem Atem gut verbunden. Übe dich in Leichtigkeit. Trage hier die Verantwortung. Kehre immer wieder zurück in deine Balance.
Löse und spüre nach. Gehe dann in den Seitwechsel.

7 SETU BANDHA SARVANGASANA – SCHULTERBRÜCKE-VARIATION MIT GEHOBENEM BEIN

Stelle in der Rückenlage deine Füße auf. Deine Arme sind seitlich am Körper, die Handinnenseiten zeigen zum Boden. Dein Kinn ist leicht herangezogen. Hebe mit der Einatmung nun dein Becken an und bringe die Hüften weit nach oben. Spüre die Kraft in den Oberschenkelvorderseiten.
Komme jetzt in die Variation von Setu Bandha Sarvangasana: Bringe deine Hände unter deinem Gesäß gefaltet zusammen und hebe das linke Bein in Richtung Decke an. Bleibe in dieser Variante der Schulterbrücke für 4 bis 5 Atemzüge.
Nimm mit jeder Einatmung Weite, Freude und Leichtigkeit in dich auf und gib alles Schwere mit jeder Ausatmung an die Erde ab. Spüre die Kraft und Stabilität in deinem Körper und spüre deine Ausdauer. Du weißt jetzt, dass du die Kraft hast, Verantwortung zu tragen und Herausforderungen anzunehmen. Sage dir: *„Ich weiß um meine Kraft. Ich bin mir meiner Verantwortung bewusst."*
Komme dann für 4 bis 5 Atemzüge in den Seitwechsel. Löse die Haltung dann ausatmend vollständig auf. Umfasse die Knie mit deinen Händen und ziehe sie an den Körper heran. Dies ist eine entlastende Gegenbewegung für deinen unteren Rücken. Entspanne und spüre nach.

8 BHUJANGASANA - KOBRA-VARIATION

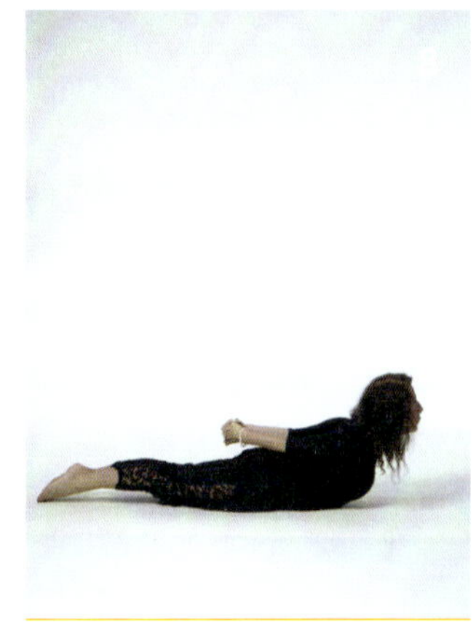

Komme nun in die Bauchlage. Deine Stirn berührt den Boden, Füße und Beine sind zusammen.

Komme jetzt in eine Variation von Bhujangasana:

Bringe deine gefalteten Hände hinter deinem Rücken auf dem Gesäß zusammen und hebe die ausgestreckten Arme dann ein wenig an. Spanne jetzt die Beine an und hebe einatmend den Kopf und die Schultern ein wenig an. Dein Oberkörper wird hier hauptsächlich von deinem unteren Rücken gestützt. Bleibe hier für 3 bis 4 Atemzüge. Spüre deinen starken unteren Rücken. Spüre deine Kraft. Spüre die Hingabe an dein Leben und die Bereitschaft, Verantwortung für alles zu übernehmen. Tragen wir Verantwortung, haben wir auch einen starken Rücken, ein starkes Rückgrat.

Löse dann ausatmend und komme in Balasana, um den unteren Rücken sanft zu entspannen und nachzuspüren. Lasse jetzt für einige Momente los. Sei ganz entspannt, regeneriere und wisse: Nach jeder Anstrengung und Anspannung kommt die Entspannung.

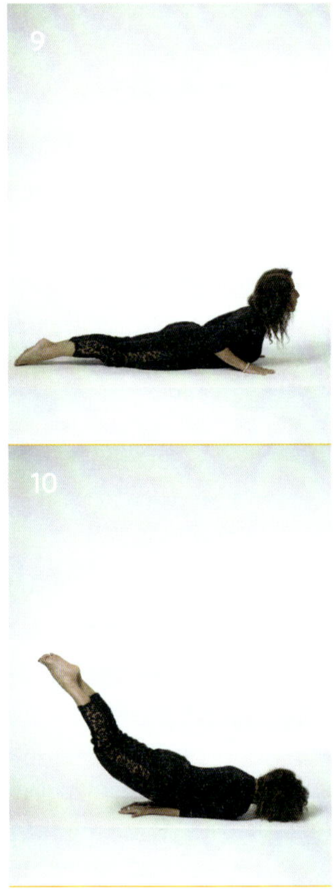

9 BHUJANGASANA - DIE KOBRA

Du liegst in der Bauchlage. Deine Stirn berührt den Boden, Füße und Beine sind zusammen.

Platziere deine Hände auf Höhe der Schultern, die Handinnenseiten sind flach am Boden, die Ellenbogen am Körper. Bringe deine Schulterblätter zusammen. Spanne jetzt die Beine an und hebe einatmend deine Schultern und den Kopf ein wenig an. Dein Oberkörper wird hier hauptsächlich von deinem unteren Rücken gestützt. Dein Brustbein zieht sanft nach vorne. Bleibe hier für 5 bis 10 Atemzüge und schließe deine Augen.

Spüre und fühle nach innen. Gib dich ganz nach innen hin. Höre und lausche deiner inneren Stimme. Diese Übung hilft dir, dich mit deiner inneren Weisheit, mit deiner Intuition, zu verbinden. Wenn du deine innere Stimme hörst, hörst du auf deine leisen Impulse in dir und erlaubst dir, ihnen zu folgen.

Löse, gehe in die Bauchlage und spüre nach.

10 SHALABASANA - DIE HEUSCHRECKE KLASSISCH

Du bist in der Bauchlage. Bringe deine ausgesteckten Arme unter den Körper, die Handinnenflächen zeigen zum Boden. Die Stirn oder das Kinn berührt den Boden. Gib nun Kraft in den unteren Rücken und hebe die gestreckten Beine mit deiner Einatmung an. Bleibe hier für 3 bis 4 Atemzüge.

Spüre in dieser Übung deinen starken unteren Rücken. Spüre deine Kraft und Konzentration in dieser Übung.

Senke ausatmend deine Beine und entspanne deinen unteren Rücken in der Bauchlage oder in Balasana.

11 ARDHA MATSYENDRASANA – DER DREHSITZ

Komme mit ausgestreckten Beinen zum Sitzen. Nimm nun deinen rechten Fuß und bringe ihn zur Außenseite deines linken Beins in Höhe des linken Knies. Umfasse mit der linken Hand deinen rechten Oberschenkel, sodass die Fingerspitzen in einer Linie mit deinem rechten Oberschenkel sind. Hebe einatmend deinen rechten Arm an und drehe dich zur rechten Seite. Lege deine rechte Hand am Rücken ab, die Finger zeigen dabei weg vom Körper. Der Rücken ist gerade, die Schultern sind entspannt und auf einer Höhe. Der Kopf zieht nach rechts. Atme sanft ein und aus, schließe deine Augen. Bleibe in dieser Position für 5 bis 6 Atemzüge und spüre nach innen. Werde ganz still. Bleibe mit deinem Atem verbunden. Richte dich geistig auf und spüre dein aufgerichtetes Da-Sein. Höre dir innerlich zu und habe Mitgefühl mit dir. Übe dich in Geduld.
Löse ausatmend und komme in den Seitwechsel. Kehre anschließend zurück in die Rückenlage und spüre nach.

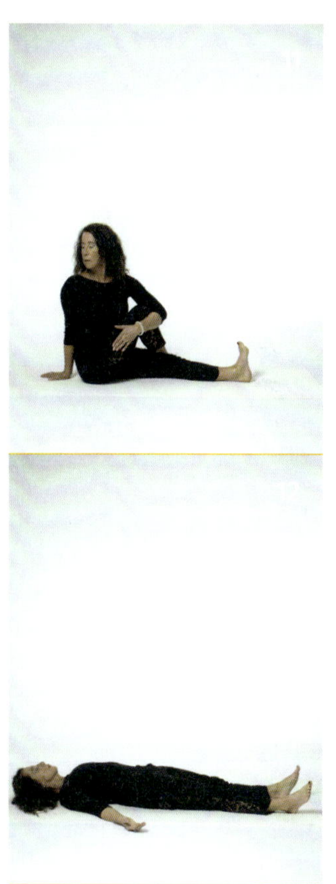

12 SHAVASANA – DIE ENTSPANNTE RÜCKENLAGE

Komme auf deiner Yogamatte ins Liegen. Deine Füße sind hüftweit auseinander. Deine Arme liegen neben deinem Körper, die Handrückseiten zeigen zum Boden. Deine Schultern sind offen, der Kopf ist mittig ausgerichtet. Bleibe in dieser Position ganz locker und ganz entspannt. Atme für 3 Atemzüge tief in deine Körpermitte ein, atme dann jegliche Spannung vollständig aus und lasse vollständig los. Komme zur Ruhe und lass deinen Atemfluss jetzt ganz natürlich in seinem Rhythmus fließen.
Fühle und spüre: *„Ich weiß um meine Kraft und kann Verantwortung für mich tragen."*
Bleibe hier in dieser entspannten Haltung für ca. 5 bis 10 Minuten.

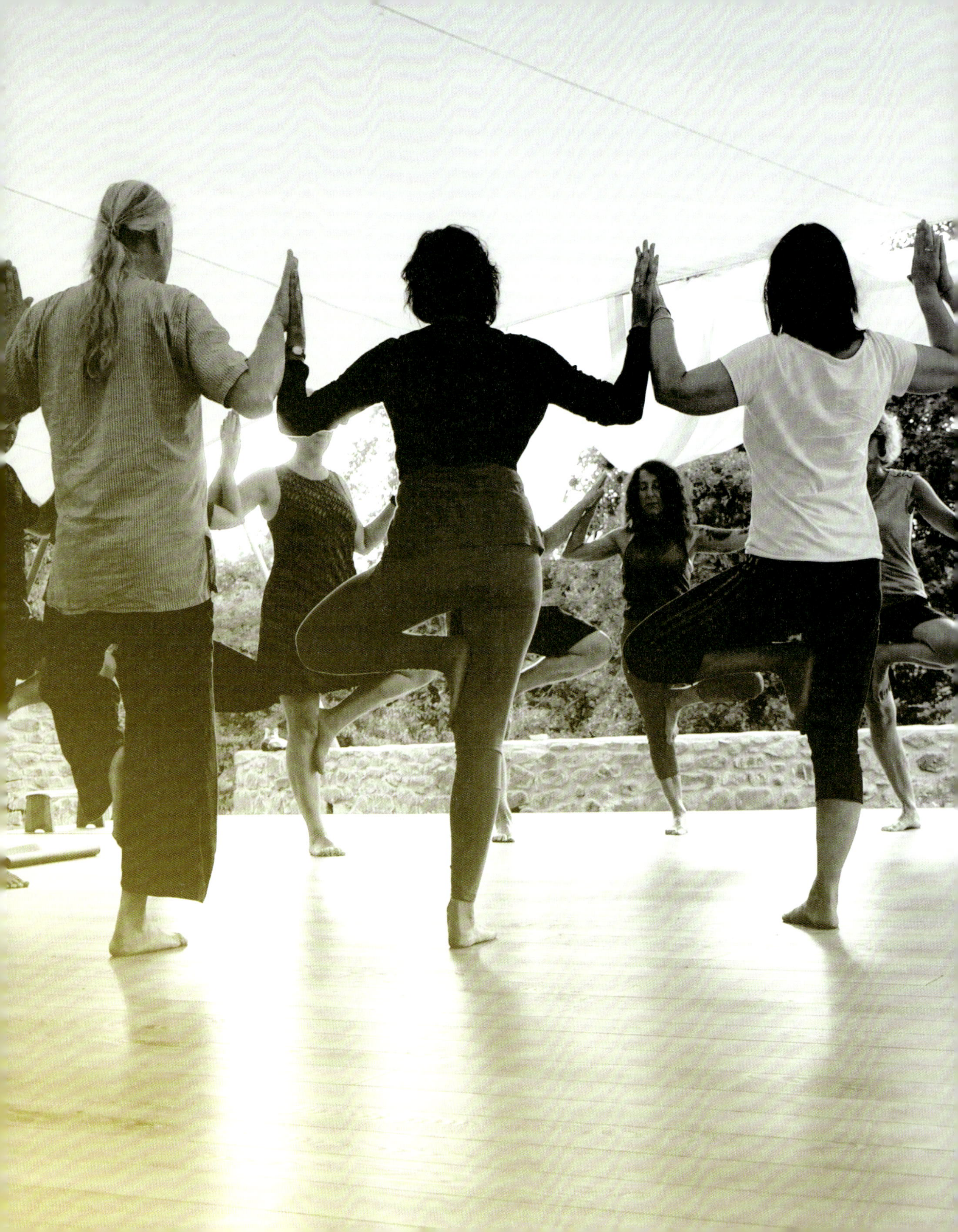

RÜCKHALT FINDEN DURCH EIN SOZIALES NETZWERK

„Im Grunde sind es immer die Verbindungen mit Menschen, die dem Leben seinen Wert geben."

Wilhelm von Humboldt

Soziale Kontakte gehören zum Leben und sollten gepflegt werden. Wenn wir merken, dass wir etwas nicht allein schaffen, können wir um Hilfe bitten. Dazu gehört dann aber, dass wir Hilfe auch annehmen können.

Heutzutage leben wir im Spannungsfeld zwischen der elementaren Sehnsucht nach Zugehörigkeit und Verbundenheit einerseits und der Sehnsucht nach Freiheit andererseits.[12] Dabei können wir feststellen, dass viele Menschen in der Vereinzelung stecken bleiben oder sich hauptsächlich nur noch mit ihrem Smartphone befassen. Viele sind auch vielfältig beschäftigt und erschöpft von ihrem Arbeitsalltag. Auch das Wochenende wird dann noch mit Erledigungen verbracht. So bleibt wenig Zeit für den Aufbau

[12] *vgl. dazu Gerald Hüther und Maik Hosang: Die Freiheit ist ein Kind der Liebe – Die Liebe ist ein Kind der Freiheit: Eine Naturgeschichte unserer menschlichsten Sehnsüchte*

von sozialen Kontakten. Und doch sind wir Menschen soziale Wesen, die sich gerne einer Gruppe zugehörig fühlen. In unserer heutigen Zeit gibt es viele Möglichkeiten, sich einem Netzwerk anzuschließen oder Kontakte zu knüpfen. Glücklicherweise haben wir viele verschiedene Anknüpfungspunkte, die ganz weit gestreut sind. Es hängt jedoch von der eigenen Persönlichkeit und den jeweiligen Bedürfnissen ab, mit wem wir uns vernetzen. Die Tiefe dieser Kontakte kann unterschiedlich sein, je nachdem, was gewünscht wird.

Freundschaften und Beziehungen

Freundschaften können uns Anregungen, Verständnis und Unterstützung geben. Beziehungen sollten für beide Seiten eine Bereicherung sein und zu einem guten Austausch führen. Es ist immer gut, auf gleicher Augenhöhe zu agieren, und es ist wichtig, einen Ausgleich von Geben und Nehmen, Reden und Zuhören, Unterstützung und Autonomie zu schaffen. Die Gewissheit, dass man Hilfe bekommen kann, wenn man sie braucht, kann das Leben deutlich erleichtern. Reflektiere an dieser Stelle einmal darüber, welche soziale Bindungen und Netzwerke du hast und was sie dir geben:

Reflexion: Ich und die anderen Menschen in meinem Leben

Frage dich:

- Interessiere ich mich ehrlich für andere? Versuche ich zu verstehen, was sie bewegt?
- Fühlen sich andere in meiner Gegenwart wohl, angenommen und verstanden?
- Kann ich zuhören oder unterbreche ich andere im Gespräch?
- Bin ich vertrauensselig? Bin ich vertrauenswürdig?
- Gebe ich freigiebig Anerkennung oder halte ich mich mit Anerkennung zurück?
- Bin ich bereit zu helfen, wenn es darauf ankommt?
- Bin ich bereit, Hilfe anzunehmen?
- Kann ich das Anderssein der anderen akzeptieren?

Unterstützung und Hilfe zu suchen und anzunehmen ist wichtig, wenn es uns schlecht geht oder wenn wir merken, dass uns ein Vorhaben allein nicht gelingt. Um notwendige Unterstützung zu bitten, ist keine Schwäche, sondern ein Zeichen von gesunder Selbsteinschätzung und – wenn es um berufliche Belange geht – auch von Professionalität. Man sollte allerdings die sozialen Verbindungen dafür schaffen, bevor man sie braucht. Es kann eine sehr positive Erfahrung sein, in einer schwierigen Situation Unterstützung zu erbitten und diese auch zu bekommen.

Ein Beispiel: Die blauen Zonen

Es gibt bestimmte Gegenden, an denen die ältesten Menschen der Erde wohnen, die sogenannten blauen Zonen. Hierzu gehören u. a. die Barbagia, eine Hochebene in Zentral-Sardinien mit einer tausendjährigen Kultur, oder auch die griechische Insel Ikaria. Die Menschen werden hier älter als an anderen Orten. Soziale Unterstützung ist u. a. nach den Recherchen des US-amerikanischen Autors Dan Buettner ein wichtiger Faktor für Langlebigkeit.[13] Die Familie ist in diesen blauen Zonen nach wie vor der Mittelpunkt des Lebens und hier leben häufig die Großeltern noch zusammen mit den Kindern und Enkeln im Drei-Generationen-Haus. Zugehörigkeit und Unterstützung kennzeichnen das Familienleben. Auch trifft man sich oft mit Freunden und erfährt hier eine große Unterstützung. Die Freundschaften sind nachhaltig geknüpft und dauern oft ein Leben lang. In schwierigen Zeiten kann man sich entsprechend auf sein soziales Netzwerk verlassen. Die Kontakte mit Menschen mit ähnlichen Werten und Lebensweisen wirken positiv auf Vitalität und Gesundheit. Auch ist das Leben in diesen Gegenden geprägt von wenig Stress und es gibt immer wieder Zeiten der Entspannung und der Reflexion.

[13] *siehe dazu Dan Buettner: The Blue Zones – Lessons for Living Longer from the People Who've Lived the Longest*

YOGASEQUENZ MIT DEM SCHWERPUNKT

SOZIALES NETZWERK

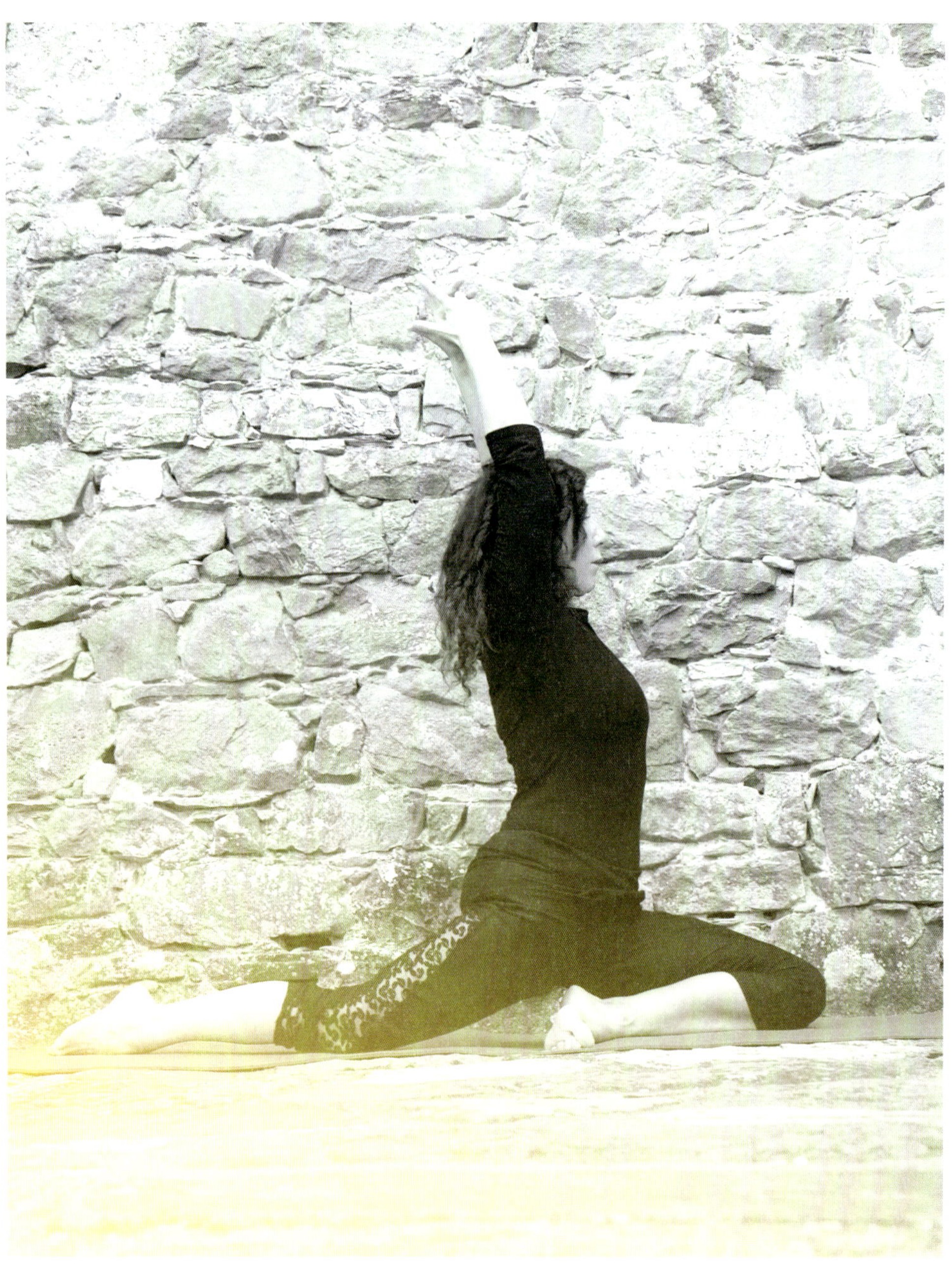

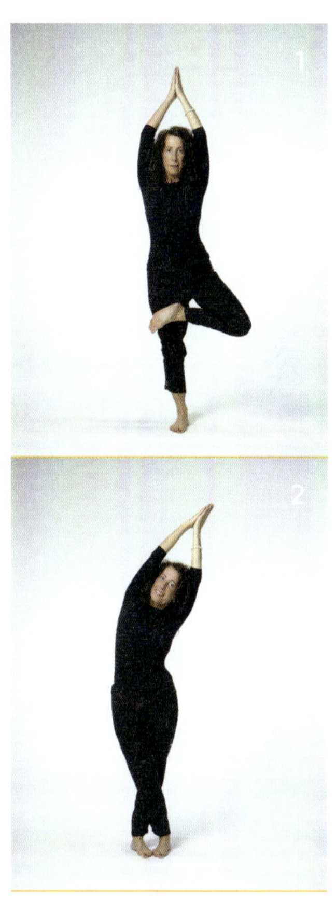

1 VRIKSHASANA – DER BAUM

Stehe in der Mitte deiner Yogamatte. Deine Füße sind zusammen, deine Arme an der Seite des Körpers. Stabilisiere jetzt geistig dein rechtes Bein. Hebe langsam dein linkes Bein an und lege die linke Fußsohle auf der Innenseite deines rechten Oberschenkels ab oder lege das Fußgelenk auf der Oberseite deines rechten Oberschenkels ab. Falls du einen Anker benötigst, fixiere einen Punkt auf dem Boden schräg unten vor dir. Wenn du stabil in deinem Stand bist, bringe deine Hände gefaltet in Anjali Mudra vor deine Brust und stabilisiere dich hier. Bringe dann einatmend die Arme über deinem Kopf zusammen, die Handinnenseiten berühren sich. Die Schultern sind entspannt, die Arme sanft durchgestreckt. Bleibe in dieser Position für 10 Atemzüge.

Spüre die Länge in den Flanken. Spüre deine Stabilität im Baum. Spüre dein Gleichgewicht und nimm deine innere Balance, deine körperliche und geistige Ausgewogenheit wahr. Fühle dich fest verwurzelt wie ein Baum und sei beweglich, so wie der Baum, der nicht bei jedem Sturm gleich umfällt. Löse und komme in den Seitwechsel.

2 URDHVA HASTASANA – BERG-VARIATION MIT SEITLICHER BEUGUNG

Du stehst auf deiner Yogamatte. Bringe jetzt deinen rechten Fuß zur Außenseite deines linken Fußes. Atme ein und bringe die Arme weit nach oben über den Kopf. Sei ganz stabil in deinem linken Fuß, der jetzt dein Gewicht trägt. Beuge dich nun mit deiner Ausatmung zur linken Seite.

Bleibe hier für 10 Atemzüge. Spüre die Dehnung der rechten Körperhälfte.

Spüre, dass du dich aus der Standfestigkeit und Balance öffnen und Ausschau halten kannst, welche Möglichkei-

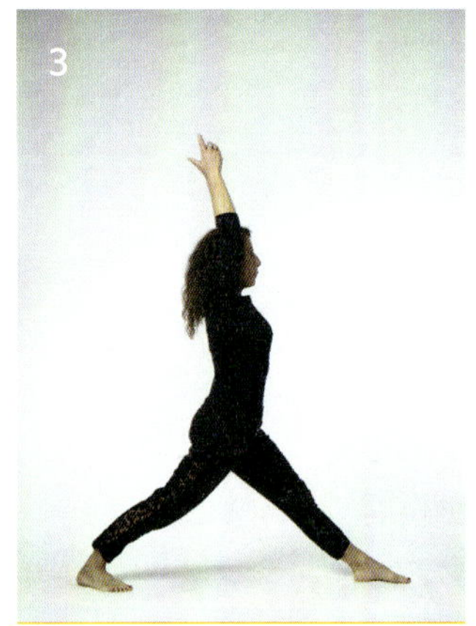

ten sich dir bieten, welche Unterstützung du annehmen kannst in der Nähe oder in der Ferne und welche Menschen dich für den nächsten Schritt unterstützen können. Frage dich: „Welche Möglichkeiten bieten sich mir an? Welche Unterstützung kann ich wahrnehmen?" Sei kreativ, schaue nach Möglichkeiten und greife nach der Unterstützung, die sich dir im Außen zeigt.
Komme in den Seitwechsel. Löse die Haltung dann auf und spüre nach.

3 VIRABHADRASANA I – DER HELD I

Komme jetzt zum vorderen Rand der Yogamatte. Bringe das rechte Bein in den Ausfallschritt nach hinten außen. Beide Knie sind sanft durchgestreckt. Der Oberkörper ist nach vorne hin ausgerichtet. Bringe mit der Einatmung die Arme über den Kopf; die Handinnenseiten berühren sich. Werde aus den Flanken heraus lang. Bleibe weit und offen in Hals, Nacken und Schulterbereich. Bleibe hier für 5 bis 6 Atemzüge.
Sei ganz zentriert und bleibe ganz bei dir. Spüre deine Willenskraft und deine Ausdauer. Mache einen Schritt in die für dich richtige Richtung und spüre, welchen nächsten Schritt es braucht, um gute Beziehungen aufzubauen. Was bedeutet für dich eine gute Beziehung, ein guter Kontakt?
Komme dann in den Seitwechsel. Verweile auch hier für 5 bis 6 Atemzüge. Löse dann auf und spüre nach.

4 ANJANEYASANA - DER HALBMOND MIT KNIE AM BODEN

Komme in den Vierfüßlerstand. Bringe den rechten Fuß zwischen deinen Händen auf den Boden. Strecke dein linkes Bein weit nach hinten aus. Das linke Knie ist am Boden. Lege bei Bedarf eine Decke unter das linke Knie. Stütze dich mit deinen Händen auf dem rechten Oberschenkel ab und richte jetzt deinen Oberkörper auf. Hebe einatmend beide Arme über die Seite über den Kopf an und dehne dich sanft nach hinten. Das öffnet die Vorderseite deines Oberkörpers. Deine Handflächen sind zusammen. Die Schultern streben weg von den Ohren. Sinke mit deinem Becken leicht nach unten. Bleibe in dieser Position für 3 bis 6 Atemzüge.

Spüre deine Stabilität, deine Öffnung und Weite. Spüre den Mut in dir. Bleibe hier offen und weit und erkenne die Möglichkeiten, die sich dir im Außen zeigen. Was bedarf des Mutes und der Offenheit? Erlaube dir, jederzeit Hilfe anzunehmen.

Löse dann und gehe in den Seitwechsel.

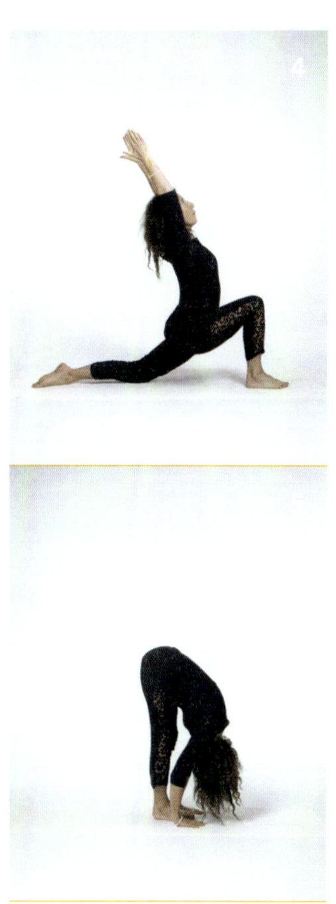

5 PADA HASTASANA - DIE STEHENDE VORWÄRTSBEUGE

Komme auf dem ersten Drittel deiner Yogamatte in eine stehende Position. Deine Füße sind hüftweit auseinander. Hebe einatmend die Arme über den Kopf und bringe ausatmend die Hände seitlich zu den Füßen. Deine Knie bleiben sanft durchgestreckt. Lasse deinen Oberkörper ganz passiv hängen. Schultern und Gesicht sind ganz entspannt. Verweile hier für 10 Atemzüge.

Spüre in dieser Position Ruhe und lasse ganz los. Gib mit jeder Ausatmung alle Lasten auf den Schultern und dem Rücken an die Erde ab. Wende dich dir selbst zu, sei dir ganz nah. Übe dich in Geduld. Alles braucht seine Zeit,

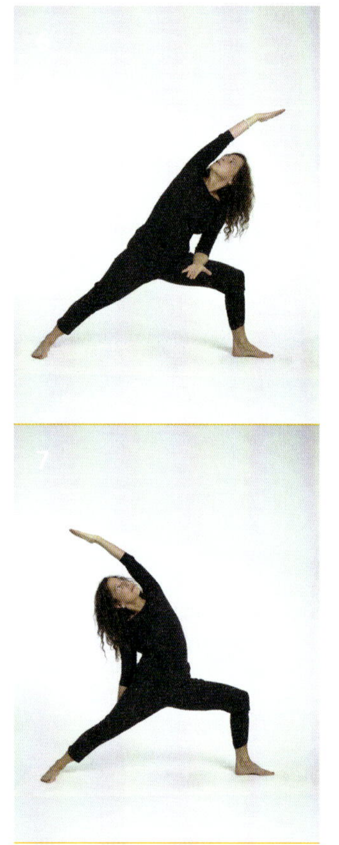

alles braucht seine Entwicklung. Bleibe in deiner Körpermitte.
Komme einatmend langsam und Wirbel für Wirbel wieder nach oben und spüre im Stehen nach.

6 UTTHITA PARSHVAKONASANA – GESTRECKTE SEITLICHE WINKELSTELLUNG

Du stehst quer auf deiner Yogamatte; deine Füße sind eine Beinlänge auseinander. Strecke deine Arme in Schulterhöhe zur Seite hin aus. Das ist die Position des Helden II.
Drehe dann deinen linken Fuß weg vom Körper und bringe dein linkes Bein in den rechten Winkel. Lege dabei deinen linken Unterarm auf dem linken Oberschenkel ab. Die Handinnenseite zeigt nach oben. Strecke jetzt deinen rechten Arm über deinen Kopf und komme in der kompletten rechten Seite in eine Dehnung nach links. Blicke zu deiner rechten Hand. Bleibe hier für 5 Atemzüge.
Spüre die wohltuende Kraft der Leichtigkeit und erlaube dir, dich in dieser Leichtigkeit nach allen Richtungen auszudehnen. Spüre Stabilität, Öffnung und Dehnung in der rechten Seite. Spüre, wie wohltuend es ist, Hilfe annehmen zu können.
Von hier aus fließe direkt in Parshva Virabhadrasana.

7 PARSHVA VIRABHADRASANA – HELD-VARIATION MIT BOGEN NACH RECHTS

Stehe am Anfang deiner Yogamatte. Bringe dein rechtes Bein weit nach hinten außen in den Ausfallschritt und drehe deinen Kopf zur linken Seite. Hebe einatmend die Arme ein wenig höher als in Schulterhöhe und bringe deine Schultern weit auseinander. Senke einatmend dein linkes Knie in den rechten Winkel; Fußgelenk und Knie

sind dabei in einer Linie. Das rechte Bein bleibt durchgestreckt, mit der Außenkante des rechten Fußes fest im Boden. Du stehst nun in der Stellung des Helden II. Lege jetzt deinen rechten Arm auf deinem rechten Bein, Oberschenkel oder Knie ab und strecke deinen linken Arm über dem Kopf schräg nach hinten oben. Blicke zu deiner linken Hand. Das linke Knie bleibt im rechten Winkel. Bleibe hier für 5 Atemzüge. Spüre die Stabilität, Öffnung und Dehnung der linken Seite. Nimm Freiheit wahr, die Freiheit, Hilfe anzunehmen und dich unterstützen zu lassen.
Löse die Position vollständig auf, spüre kurz nach. Bringe dann das rechte Knie in den rechten Winkel für den Seitwechsel erst von 6.6 und dann von 6.7.

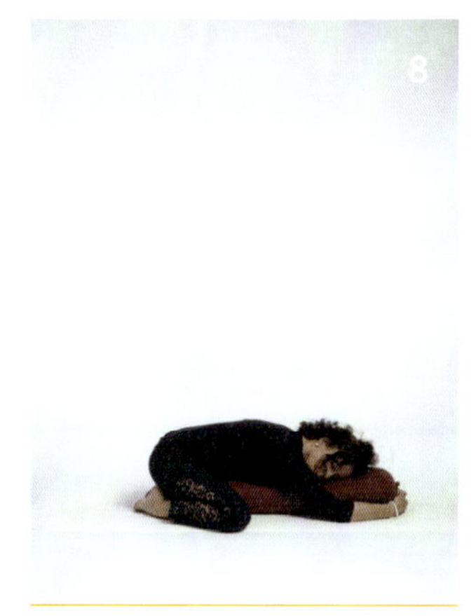

8 BALASANA – STELLUNG DES KINDES MIT BOLSTER

Komme in den Fersensitz und bringe die Knie weit auseinander. Lege ein Bolster längs vor dich auf die Yogamatte, bringe deinen Oberkörper langsam nach vorne und lege ihn auf dem Bolster ab. Lege eine Gesichtshälfte auf das Bolster oder nimm die Hände unter die Stirn. Dein Rücken ist ganz entspannt. Atme zu deiner Körpermitte hin ein und entspanne ausatmend. Bleibe hier für ca. 10 Atemzüge.
Lasse vollständig los und gehe mit jeder Einatmung ganz nach innen. Ziehe deine Sinne zurück und lasse jegliche Anstrengung los.

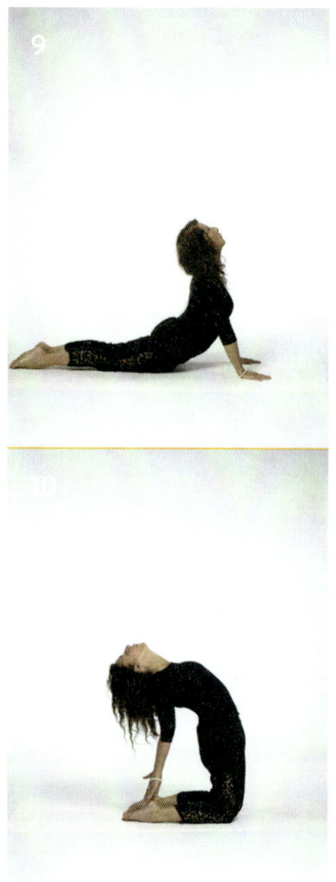

9 BHUJANGASANA – KOBRA-VARIATION MIT ABSTÜTZENDEN ARMEN

Komme nun in die Bauchlage. Deine Stirn berührt den Boden, Füße und Beine sind zusammen.
Komme jetzt in eine Variation von Bhujangasana: Platziere deine Hände auf Höhe deiner Schultern, die Handinnenseiten sind flach am Boden, die Ellenbogen am Körper. Bringe deine Schulterblätter zusammen. Strecke einatmend nun deine Arme langsam durch, während du deinen Oberkörper anhebst. Der Oberkörper wird hier hauptsächlich von deinen Armen gestützt. Dein Kopf geht sanft in den Nacken, die Schulterblätter ziehen in Richtung unterer Rücken. Bleibe hier für 5 bis 10 Atemzüge.
Spüre in dieser Position die Kraft deiner Arme. Spüre die Öffnung und Weite im Brustkorb. Öffne dich. Werde weit. Halte Ausschau nach neuen Möglichkeiten, halte Ausschau nach Lösungen und nach Unterstützung.
Löse anschließend, kehre zurück in Balasana und werde für einen Augenblick ganz leer.

10 USHTRASANA – DAS KAMEL

Komme in den Fersensitz. Lege eine zusammengefaltete Decke unter deine Knie. Richte dich auf in den Kniestand. Knie, Waden und Fußrücken sind am Boden. Bringe jetzt deine Hände zum Rücken, sodass die Handinnenseiten den Rücken berühren. Dabei gehen die Schulterblätter zusammen und die Schultern sinken nach hinten unten. Wandere jetzt mit deinen Händen die Oberschenkel hinunter bis zu den Waden oder zu den Fersen (Abb. 6.10). Knie, Waden und Fußrücken sind parallel zueinander. Dein Kopf geht sanft in den Nacken. Verweile hier für 5 Atemzüge.
Spüre in dieser Position Öffnung und Weite und erlebe

Freude in dir. Erfahre, dass du dich öffnen kannst und dennoch in deiner Stabilität bist. Bleibe offen für dein Leben und nimm dir das, was du brauchst, um dich zu entwickeln. Spüre, wie du bereit bist, gute Beziehungen aufzubauen, und dass du den Mut hast, Hilfe anzunehmen, wenn du sie brauchst.
Anschließend löse und komme in den Vierfüßlerstand.

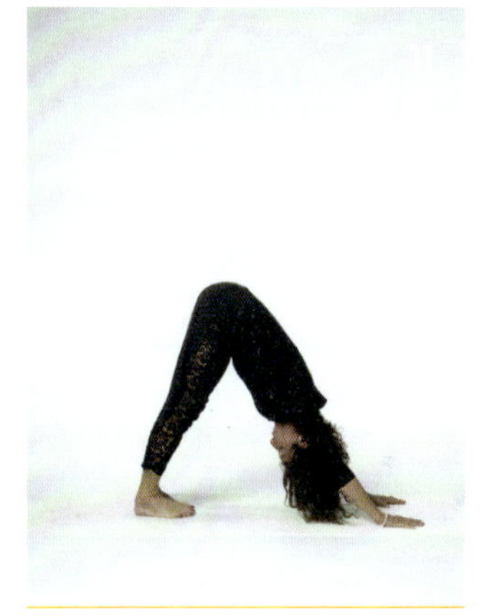

11 ADHO MUKHA SHVANASANA – DER HERABSCHAUENDE HUND

Du bist im Vierfüßlerstand. Deine Hände sind unter deinen Schultern, mit den Handflächen fest am Boden. Stelle nun deine Zehen auf und hebe langsam deine Knie an. Hebe dein Gesäß, sodass die Sitzhöcker als höchste Punkte in Richtung Decke weisen. Strecke dich lang im Rücken; die Kniekehlen sind sanft durchgestreckt, die Fersen ziehen sanft in Richtung Boden. Verweile hier für ca. 10 Atemzüge und atme in die Körpermitte hinein. Spüre dabei deinen langen Rücken, spüre die Aktivität in den Beinen und lasse mit jeder Ausatmung mehr und mehr los.
Spüre in dieser Position die Ruhe und das Loslassen. Gib mit jeder Ausatmung jegliche Belastung an die Erde ab. Wende dich dir selbst zu, sei dir ganz nah.
Löse ausatmend und spüre in Balasana nach. Komme dann zurück in den Vierfüßlerstand.

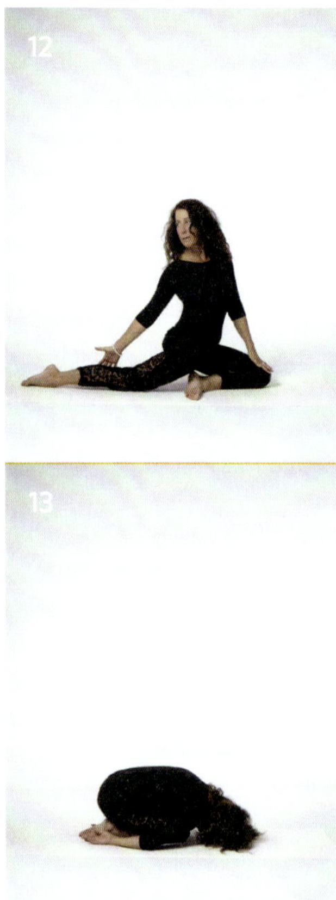

12 EKA PADA RAJAKAPOTASANA – TAUBE-VARIATION MIT DEN ARMEN ZUR SEITE

Gehe noch einmal in den herabschauenden Hund. Hebe einatmend jetzt das linke Knie angewinkelt in Richtung Oberkörper an und lege es mit der Ausatmung zwischen deinen Händen ab, sodass dein linker Fuß nach rechts außen zeigt. Lege bei Bedarf einen Yogaklotz unter deine linke Gesäßhälfte.

Komme jetzt in eine Variation von Eka Pada Rajakapotasana mit den Armen zur Seite: Drehe dich sanft zur rechten Seite und komme in eine sitzende Position, bei der die linke Hand das linke Knie umfasst und die rechte Hand die rechte Wade berührt. Verweile in dieser Position für 5 bis 10 Atemzüge.

Spüre und fühle deine Erdung und Öffnung. Spüre, dass du bereit bist, dich zu öffnen. Und sage dir: *„Ich kehre zu meiner Kraft zurück und halte Ausschau."*

Löse die Haltung auf und gehe in den Seitenwechsel. Löse dann vollständig auf und entspanne in Balasana.

13 BALASANA – DIE STELLUNG DES KINDES

Komme in den Fersensitz. Bringe nun deinen Oberkörper langsam nach vorne und lege ihn auf den Oberschenkeln und deine Stirn auf den Boden vor dir ab. Die Arme sind seitlich am Körper, die Finger zeigen in Richtung Füße. Dein Rücken ist ganz entspannt.

Fühle und spüre: *„Ich muss nicht alles selber tragen, denn ich kann Unterstützung haben."*

Bleibe hier für 10 bis 20 Atemzüge.

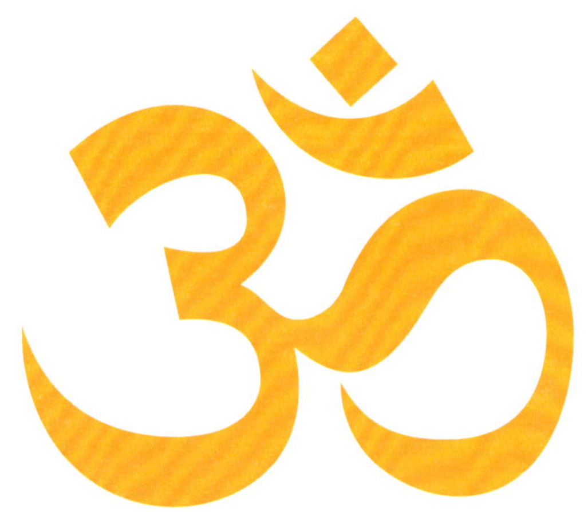

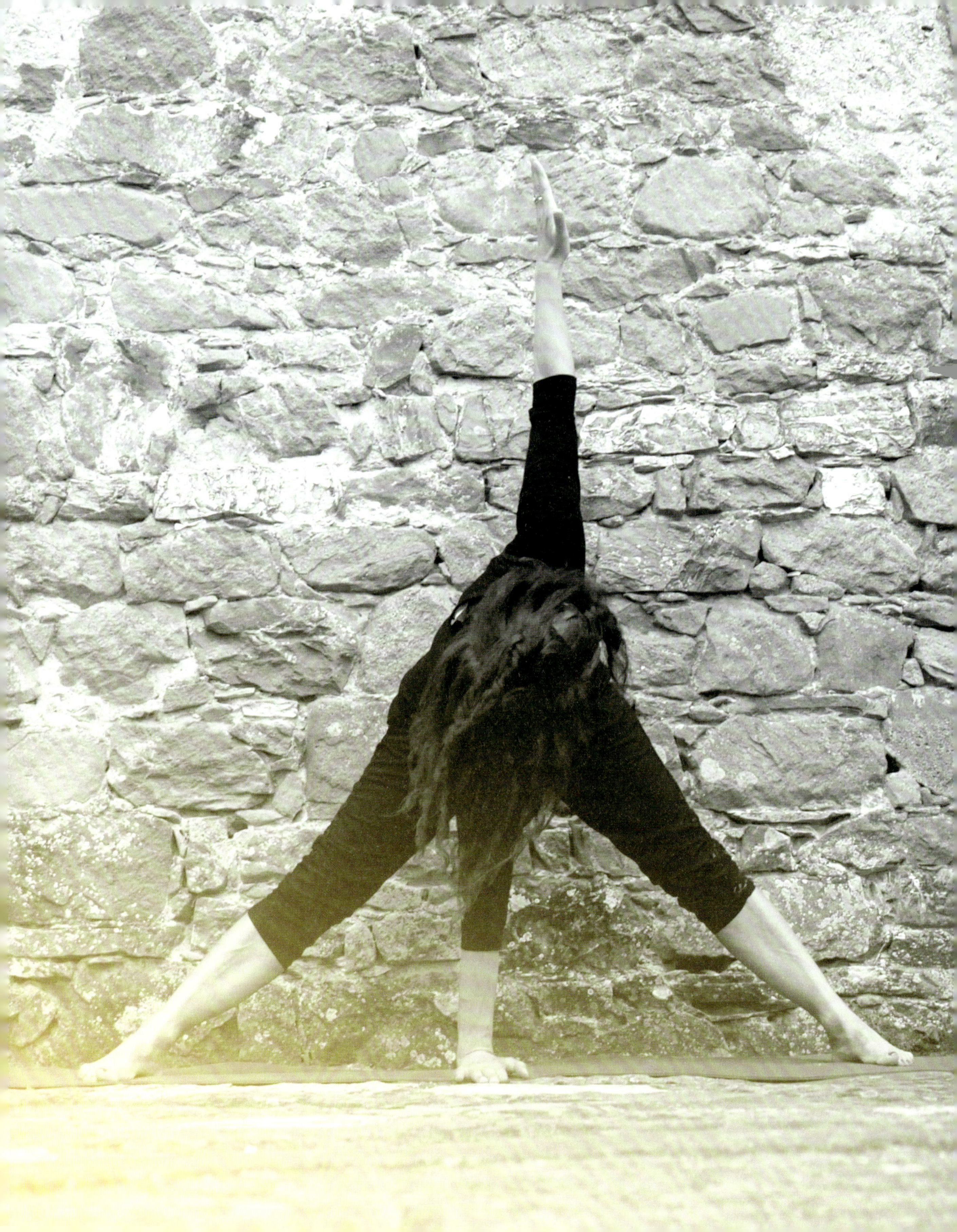

GESTALTER
DES EIGENEN LEBENS SEIN

„Tell me, what is it you plan to do with your one wild and precious life?"

Mary Oliver

Entscheidend für die Zukunftsplanung ist, dass du weißt, was du willst. Das ist die Voraussetzung für ein sinnerfülltes Leben.

Arbeite also an deiner Vision für dein Leben. Versuche dir darüber klar zu werden, unter welchen Bedingungen du arbeiten möchtest, mit wem du leben möchtest, über welche Ergebnisse du dich freuen würdest usw. Am Anfang deiner Zukunftsplanung steht also die Selbstreflexion, d. h. auch, nachzuspüren und herauszufinden, was dir wichtig ist, was dich antreibt und woher deine Motivation kommt.
Werde dir darüber klar, was dir wirklich wichtig ist: Anerkennung? Unabhängigkeit? Erfolg? Sicherheit? Sauberkeit und Ordnung? Familie und Freunde? Sport? Gesunde Ernährung? Ruhe? Was sind deine Hoffnungen und Träume? Wie sieht es aus, wenn du dich selbst verwirklicht hast? Mit welchem Ergebnis wärst du glücklich und zufrieden? Sei konkret mit deinen Vorstellungen. Je konkreter du bist, umso zielgerichteter kannst du planen.

Reflexion über die eigenen Werte

- Was ist mir im Leben wirklich wichtig?
- Was erhoffe ich mir für mein Leben? Welche Träume habe ich? Was ist meine Vision?
- Was motiviert mich, mein selbstgestecktes Ziel auch zu erreichen?
- Wie möchte ich zukünftig leben? Und wie möchte ich arbeiten?
- Welche Fertigkeiten und Fähigkeiten möchte ich (weiter-)entwickeln?
- Was ist mein (Nah-)Ziel, das ich in der nächsten Zeit umsetzen möchte?
- Über welche Ergebnisse würde ich mich freuen? Was macht mich wirklich glücklich?

Mit einem klaren Ziel arbeiten

Ist dir dein Ziel klar, kannst du an einer adäquaten Zielorientierung feilen. Hierfür sollte dein Ziel so genau und präzise wie möglich formuliert sein, denn dann erkennst du auch deine Möglichkeiten und wie du diese umsetzen kannst. Was gehört nun alles dazu, ein Ziel klar zu formulieren?

Ein Ziel klar formulieren

- Das Ziel sollte positiv formuliert sein.
- Das Ziel sollte sinnesspezifisch konkret sein. Wie fühlt es sich an und was siehst du, wenn du das Ziel erreicht hast?
- Das Ziel sollte in deinem Einflussbereich liegen. Versuche nicht, andere Menschen zu ändern; ändere deine eigene Einstellung.
- Das Ziel sollte messbar sein. Woran wirst du erkennen, dass du dein Ziel erreicht hast?
- Das Ziel sollte einen Zeitpunkt haben, wann es abgeschlossen ist. Setze klare Termine, bis wann du ein Ziel erreicht haben willst. Sei hierbei pragmatisch, aber nicht zu streng mit dir in dieser Hinsicht.

- Die benötigten Ressourcen sollten zur Verfügung stehen. Welche Ressourcen brauchst du für dieses Projekt? Vielleicht brauchst du auch Unterstützung durch Mitstreiter.
- Das Ziel sollte erreichbar sein und die richtige Größe für dich haben. Ist es zu klein, sodass es sich gar nicht lohnt, zu beginnen? Oder ist es zu groß? Wenn dein Ziel etwas Großes ist, wie beispielsweise eine Ausbildung oder ein Studium, dann gliedere es in kleine Schritte auf, sodass du dich von der schieren Größe der Aufgabe nicht überfordert fühlst.
- Prüfe auch den Aufwand für die Erreichung deines Ziels: Wie hoch ist der Aufwand an Zeit, Energie, Überwindung, den du für die Erreichung deines Ziels aufwenden musst? Was ist dein Gewinn, den du erzielen wirst? Dein Ziel und der Aufwand, um dort hinzukommen, sollten in einem vernünftigen Verhältnis zueinander stehen. Was musst du für dein Ziel ggf. aufgeben? Manchmal musst du vielleicht auch andere, kurzfristige Belohnungen hintanstellen, um dein langfristiges Ziel zu erreichen.
- Beachte schließlich auch die Folgen beim Erreichen deines Ziels: Auf wen könnte es Auswirkungen haben, wenn du dein Ziel erreichst? Mit welchen Personen müsstest du dich ggf. abstimmen? Welche Vereinbarungen und Veränderungen brauchst du, damit du dein Ziel ohne Konflikte erreichen kannst?

Wenn du all diese Kriterien für dich geprüft hast, kannst du an die Feinplanung der konkreten Vorgehensweise gehen, um deinen Weg nach deinen Wünschen und Vorstellungen zu gestalten. Bedenke aber: Alles ist im Fluss und Ziele können sich mit der Zeit ändern. Zukunftsorientiert planen heißt daher auch, das Unvorhersehbare willkommen zu heißen und ihm einen Platz einzuräumen, stets am Puls der Zeit zu sein und stets in Bewegung zu bleiben.

Eine Meditation über deine Zukunfts-Vision

Formuliere dein Ziel. Nimm dir vor Beginn der Meditation ein wenig Zeit, um die Fragen *„Was ist mein Ziel?"* bzw. *„Was würde ich gerne erreichen wollen?"* für dich zu beantworten.

Nimm eine ganz entspannte Rückenlage oder eine sitzende Haltung ein. Schließe deine Augen. Spüre in deinen Körper hinein, wie er am Rücken oder an den Füßen im Kontakt mit dem Boden ist. Lasse deinen Atem in seinem natürlichen Rhythmus fließen und gib alles Schwere mit jedem Atemzug an den Boden ab. Nimm dir einige Momente Zeit, ganz bei dir, in deiner Körpermitte, in deinem inneren Raum anzukommen.
Stelle dir nun vor deinem inneren Auge einen Ort deiner inneren Welt vor, zu dem du dich hingezogen fühlst und an dem du geborgen und sicher bist. Spüre mit jeder Einatmung, wie du tiefer und tiefer in deine innere Welt eintauchen kannst, und spüre mit jeder Ausatmung, wie du dich tiefer entspannen kannst. Und stelle dir jetzt vor, wie du einen Weg in deiner inneren Welt gehst, der dich deinem Ziel näher bringen wird. Atme tief ein und aus und lasse alle Bilder in dir aufsteigen, die sich dir zeigen wollen. Verweile hier für einige Momente. Gehe dann weiter in deiner inneren Welt bis du zu einer Tür oder einem Tor kommst, hinter dem ein Bild deiner Zukunft liegt, wo du dein Ziel bereits erreicht hast. Atme tief in deinen Körperraum hinein und öffne dieses Tor jetzt oder in wenigen Augenblicken. Öffne dich jetzt für ein Bild von dir, das dich zeigt, wie du dein Ziel schon erreicht hast. Spüre hinein, wie es sich anfühlt, ein Ziel – das schon in dir liegt – verwirklicht zu haben. Verweile einige Momente in diesem Gefühl, dein Ziel erreicht zu haben. Spüre, wie es sich anfühlt, sein Ziel erreicht zu haben. Spüre die Lebendigkeit, Freude und Vitalität, die es dir gibt. Lass deinen ganzen Körper durchfluten von der Freude, von der Kraft, dein Ziel erreicht zu haben ... Frage dich jetzt ganz bewusst: „Will ich so weitermachen wie bisher?", und spüre nach. Und frage dich: „Für was brenne ich?" Hier kannst du jetzt ganz klar und deutlich deine Entscheidung treffen. Stelle dir

nun vor, was dein erster Schritt auf dem Weg zu deinem Ziel sein wird. Verweile hier noch ein paar Momente. Atme dann 3 bis 4 Mal etwas tiefer in den Bauch ein. Atme jeweils vollständig aus. Spüre in deine Füße hinein, in deine Hände, in deinen ganzen Körper und öffne nun wieder deine Augen.

Eine lösungsorientierte Herangehensweise

Bei der Umsetzung deiner Ziele solltest du konstruktiv und lösungsorientiert vorgehen. Lösungsorientiertes Denken und Handeln lässt sich, wie fast alles im Leben, lernen. Eine lösungsorientierte Herangehensweise beginnt mit einer optimistischen Grundeinstellung, hat eine klare Ausrichtung auf ein Ziel und setzt Prioritäten, um die Dinge umzusetzen, die notwendig sind. Eine Strategie, um Prioritäten zu setzen, ist das Eisenhower-Prinzip[14].

Prioritäten setzen

Frage dich:	**Und wie du vorgehen kannst:**
• Was hat Priorität?	Erledige dringliche und wichtige Dinge sofort.
• Was kann ich delegieren?	Delegiere dringliche, aber nicht wichtige Dinge an Menschen deines Vertrauens.
• Was sollte ich erledigen?	Setze wichtige, aber nicht dringliche Dinge für später auf den Terminkalender.
• Was kann ich aussortieren?	Aufgaben, die nicht wichtig und auch nicht dringend sind, gehören in den Papierkorb.

[14] *Eine Methode, um Aufgaben in die Kategorien „wichtig" und „unwichtig" einzuteilen. Wichtige Aufgaben sollen dadurch zuerst erledigt und weniger Wichtiges aussortiert werden.*

Manchmal kann es auch helfen, wenn wir uns vor Augen führen, dass nach der Erfahrung 80 Prozent der Aufgaben meist in 20 Prozent der zur Verfügung stehenden Zeit erledigt werden können,[15] während wir oft die meiste Zeit aufwenden, um alles ganz perfekt zu machen, was dann 80 Prozent unserer Zeit in Anspruch nimmt. Die Kraft der Aufmerksamkeit hilft uns hier, Lösungsansätze zu finden. Geisteskraft und Zentrierung können durch Yoga und Meditation entwickelt werden. Wenn wir unseren Blick weit machen und uns öffnen, erkennen wir neue Chancen. So können wir unseren Horizont erweitern. Dann gibt es nicht nur eine, sondern viele Möglichkeiten zu handeln.

Zielorientierung

Um dein Ziel, deine Vision, deinen Traum zu erreichen, musst du dranbleiben. Bleibst du in der Zielorientierung? Bleibst du in dem, was du wirklich willst? Oder hältst du dich auf mit Widerständen? Was brauchst du, um in die Umsetzung deines Ziels zu gehen? Um diese Fragen zu klären, hilft es, wenn du dir vorstellst, wie es ist, wenn du dein Ziel erreicht hast. Male dir dies in allen Farben aus. Du kannst die Zielerreichung in deinem Denken üben, und dies ändert die Verdrahtungen in deinem Gehirn. Setze dich also in Ruhe hin und übe immer wieder das Erreichen deines Ziels in deinen Gedanken. Mit dieser Denkstrategie änderst du deinen Alltag und fällt es dir leichter, dein Ziel zu verfolgen. Dann kannst du mit Freude und Enthusiasmus voranschreiten, denn du weißt: Du kannst es!

Sich etwas abverlangen

Manchmal müssen wir uns etwas abverlangen, damit wir unser Ziel auch erreichen. Die tägliche Disziplin bei der Umsetzung bedarf der Motivation und der Überwindung. Dazu verwenden wir anfänglich unseren Verstand für unsere Umsetzungsstrategie. Triff zuerst eine bewusste Entscheidung und sage dir: „Das ist es, was ich will!" Erinnere dich jeden Tag an deine Entscheidung und bekräftige dies so lange mit dem Ver-

[15] *gemäß des bereits erwähnten Paretoprinzips bzw. der 80-zu-20-Regel*

stand, bis das Gefühl hinzukommt und du emotional ins Erleben hineinkommst und dann weißt: „Das ist es, was ich will!" Dann hast du die Kraft und die Energie in dir etabliert, damit du mit Freude und Kontinuität dein Ziel verfolgst. Versprich dir selbst, so zu werden, wie du dich in der Zukunft siehst, und halte dir selbst gegenüber dieses Versprechen auch ein. Sei dabei konsequent. Handle zielstrebig und tatkräftig, um dein Ziel zu verwirklichen. Ein Ziel anzustreben und dann auch irgendwann wirklich zu erreichen verändert dich auch selbst. Es ist ein Weg der Transformation.[16]

Der Weg zum Ziel

1. **PLANUNG** – Ich habe mein Ziel formuliert und auch die Zwischenstationen (Meilensteine) auf dem Weg festgelegt.
2. **ENTSCHEIDUNG** – Ich habe mich für diesen Weg entschieden und bin mir darüber klar, dass es meinen Einsatz erfordert, den ich gerne geben will.
3. **FOKUSSIERUNG** – Ich konzentriere mich auf das Wesentliche und handle zielorientiert.
4. **DURCHFÜHRUNG** – Ich setze mein Vorhaben mit täglicher Disziplin um.

Schwerpunkte können sich verändern und auch Ziele können sich verändern. Aufgrund der Entwicklung und der Erfahrungen müssen Ziele manchmal umformuliert oder ganz neu formuliert werden. Hier solltest du flexibel sein, um den notwendigen Perspektivwechsel gegebenenfalls vollziehen zu können.

[16] *vgl. dazu John G Bennett: Transformation – Die Kunst sich zu wandeln*

YOGASEQUENZ MIT DEM SCHWERPUNKT

ZIEL- UND LÖSUNGSORIENTIERTES HANDELN

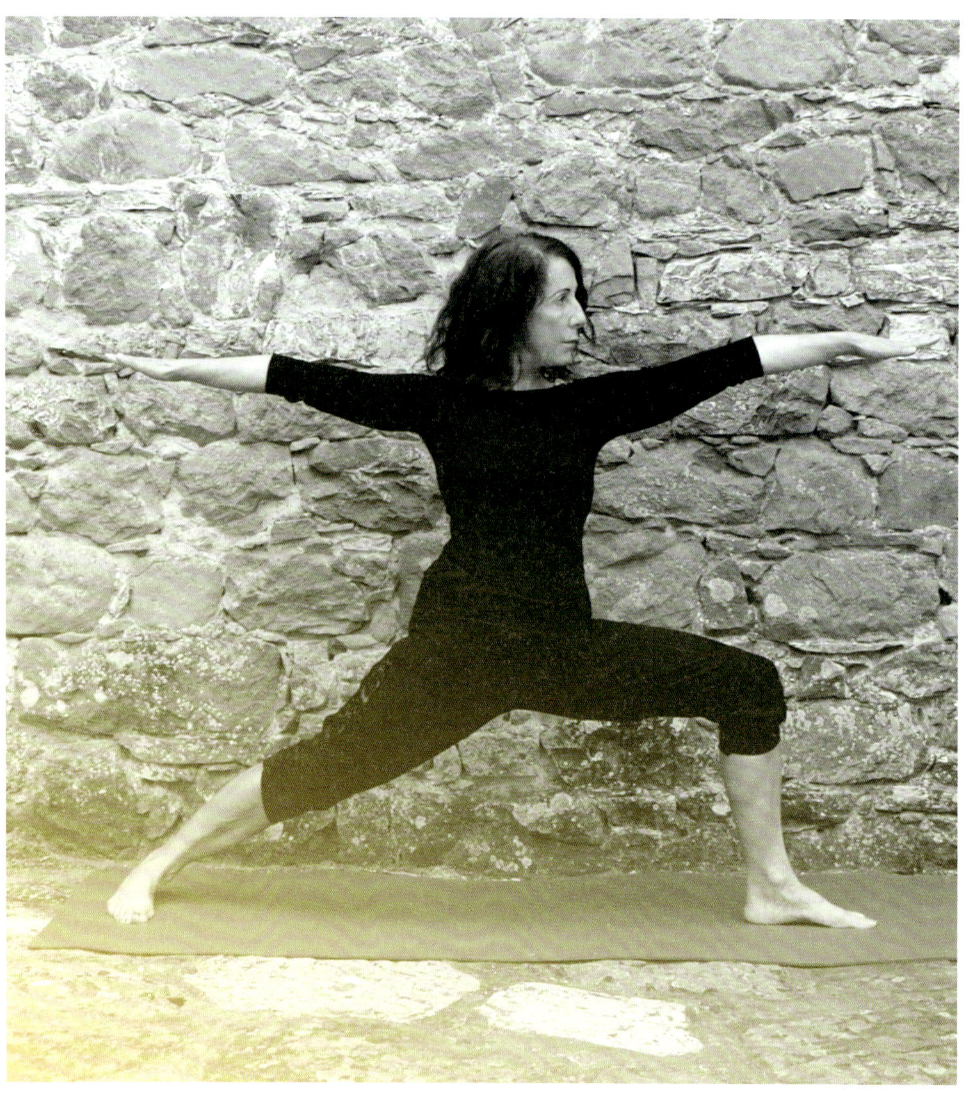

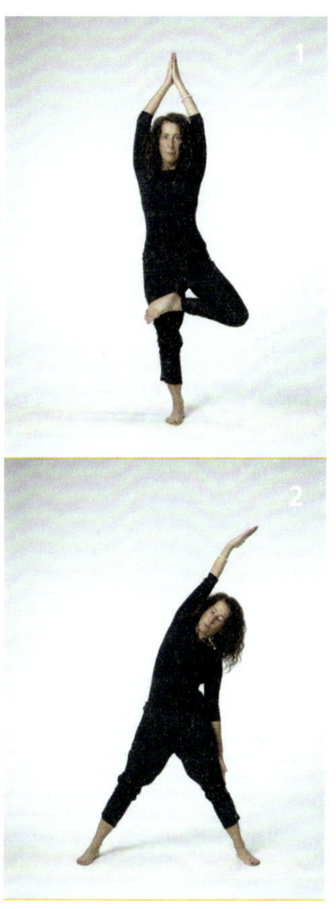

1 VRIKSHASANA - DER BAUM

Du stehst in der Mitte deiner Yogamatte. Deine Füße sind zusammen, deine Arme sind an der Seite des Körpers. Stabilisiere jetzt geistig dein rechtes Bein. Hebe langsam dein linkes Bein und lege deine linke Fußsohle auf der Innenseite deines rechten Oberschenkels ab oder lege dein Fußgelenk auf der Oberseite deines rechten Oberschenkels ab. Falls du einen Anker benötigst, fixiere einen Punkt auf dem Boden schräg unten vor dir. Wenn du stabil in deinem Stand bist, bringe deine Hände gefaltet in Anjali Mudra vor deine Brust und stabilisiere dich hier. Bringe dann einatmend die Arme über dem Kopf zusammen, die Handinnenseiten berühren sich. Die Schultern sind entspannt, die Arme durchgestreckt. Bleibe in dieser Position für 10 Atemzüge.
Spüre Harmonie, spüre die Balance. Sei im Hier und Jetzt. Löse und komme in den Seitwechsel.

2 TRIKONASANA - DAS DREIECK

Du stehst quer auf deiner Yogamatte; die Beine sind eine Beinlänge auseinander. Deine Arme sind an der Seite deines Körpers. Hebe einatmend deinen rechten Arm hoch in Richtung Decke. Strecke dich hierbei lang, dehne dich und öffne dich zur rechten Seite. Beuge dich dann ausatmend zur linken Seite. Die linke Hand liegt auf deinem linken Bein. Der rechte Arm bleibt gestreckt. Bleibe hier für 10 Atemzüge.
Spüre Länge und gleichzeitig Stabilität in der Basis. Sei wach in deinem Geist und öffne dich zu den Seiten. Trikonasana steht für die Offenheit und für neue Sichtweisen, um neue Entscheidungen treffen zu können. Spüre die Vollkommenheit im jetzigen Moment, um neue Lösungsmöglichkeiten in dir und im Außen wahrzunehmen. Heiße alle Herausforderungen, alle Möglichkeiten,

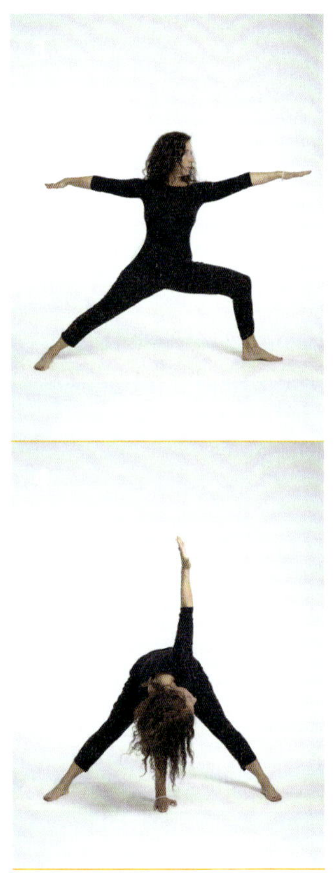

die sich dir bieten, willkommen. Bleibe in deiner Mitte. Löse und komme in den Seitwechsel. Gehe dann direkt über zur nächsten Haltung.

3 VIRABHADRASANA II - DER HELD II

Du stehst quer auf deiner Yogamatte; die Füße sind parallel und eine Beinlänge auseinander. Hebe einatmend nun deine Arme über die Seiten etwas höher als deine Schultern und bringe deine Schultern weit auseinander. Diese Haltung öffnet den Schultergürtel, Herz und Brustkorb. Der Kopf und dein linker Fuß drehen nach links. Senke ausatmend dein linkes Knie in den rechten Winkel, Fußgelenk und Knie sind dabei in einer Linie. Das rechte Bein bleibt durchgestreckt, die Fußaußenkante fest am Boden. Bleibe in dieser Position für 5 bis 6 Atemzüge.
Spüre, wie stabil deine Füße und Beine sind. Spüre die Öffnung im Schultergürtel. Dein Geist ist wach und aufmerksam. Spüre, wie deine Willenskraft gestärkt wird und wie deine Ausdauer durch deine Standfestigkeit gestärkt wird.
Löse und komme in den Seitwechsel.

4 PARIVRITTA ARDHA PRASARITA PADOTTANASANA - DIE GEGRÄTSCHTE VORWÄRTSBEUGE MIT DREHUNG

Stehe quer auf der Yogamatte und bringe deine Beine mehr als hüftweit auseinander.
Hebe mit der Einatmung deine Arme an und bringe mit der Ausatmung zunächst beide Hände in Richtung Boden in die gegrätschte Vorwärtsbeuge.
Stütze dich nun mit dem rechten Arm am Boden ab, deine Handinnenseiten oder Fingerspitzen berühren den Boden. (Wenn das nicht geht, nimm einen Yogaklotz.)

Bringe einatmend deine linke Schulter und den linken Arm nach oben in Richtung Decke. Achte darauf, dass Schultern und Arme in einer senkrechten Linie sind. Bleibe hier für 5 bis 6 Atemzüge. Spüre die Stabilität in den Füßen und Beinen, die Drehung der Wirbelsäule und die Öffnung in der linken Schulter. Der rechte Arm ist ganz aktiv, der linke Arm zieht nach oben.
Spüre Dehnung und Streckung, Öffnung und Weite zu den Seiten hin. Öffne dich, um Lösungen zu finden. Wenn wir nach Lösungen suchen, richten wir uns nicht nur nach einer einzigen Möglichkeit aus, sondern wir sind offen für die vielen Möglichkeiten, die auf uns warten. So sei offen ohne Vorbehalt.
Atme ein, senke ausatmend den linken Arm und fließe dann in den Seitwechsel hinein.

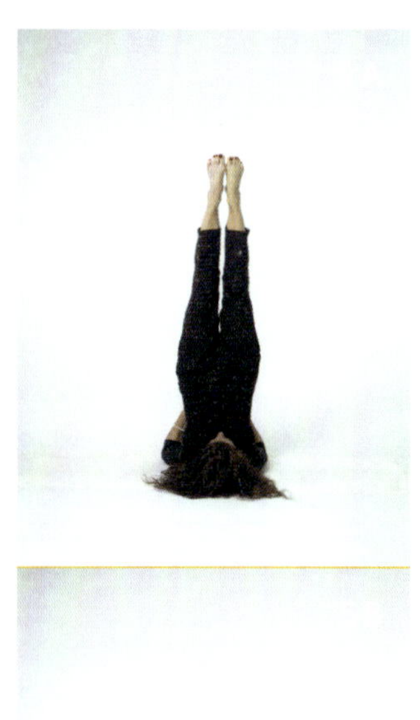

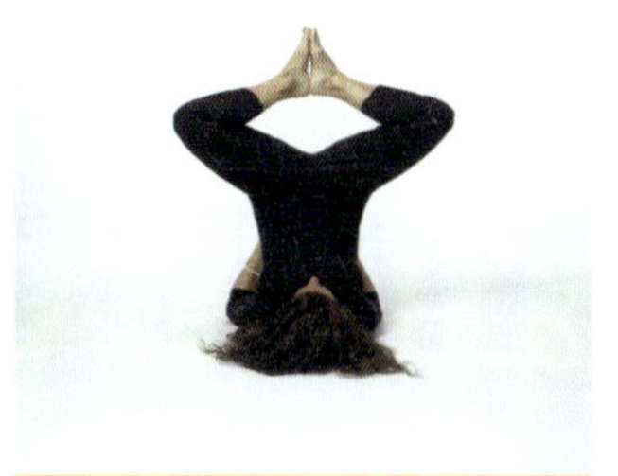

5 A+B SARVANGASANA - SCHULTERSTAND-VARIATION

Komme in die Rückenlage, deine Arme sind an der Seite des Körpers, deine Füße sind ausgestreckt. Lege eine zusammengefaltete Decke unter deine Schultern, um den Hals und Nackenbereich zu schützen. Ziehe nun sanft deine Knie an den Oberkörper heran und strecke sie mit ein wenig Schwung nach oben hin aus. Stütze deinen Rücken gleichzeitig mit den Händen seitlich der Wirbelsäule ab. Das Kinn ist sanft herangezogen. Richte dich jetzt mit deinen Beinen ganz auf (Abb. 7.5 A). Die Schultern liegen ganz entspannt am Boden. Dein Gesicht ist ganz locker und entspannt. Bleibe hier für 5 bis 6 Atemzüge.
Im Schulterstand lassen wir los, wir regenerieren hier und ruhen uns für einige Momente in der Umkehrhaltung aus.
Komme jetzt in die Variation des Schulterstands, in den diamantenen Schulterstand (Abb. 7.5 B):

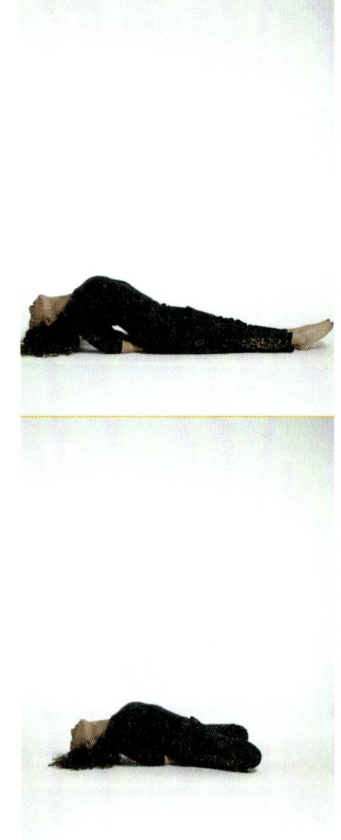

Lege hierzu deine Füße mit den Fußsohlen zusammen und bringe die Füße in Richtung deines Gesäßes. Du öffnest hiermit die Hüften und weitest dich hier. Bleibe hierbei entspannt. Schließe, wenn du magst, deine Augen und bleibe in dieser Position noch 5 Atemzüge.
Atme zur Körpermitte hin ein und lasse los mit der Ausatmung. Regeneriere, bleibe im Augenblick.
Strecke ausatmend deine Beine nach oben hin aus und beginne sanft, den Schulterstand zu lösen, indem du die Knie heranziehst, die Füße nach vorne ausstreckst und langsam wieder auf dem Boden ankommst. Spüre im Liegen nach. Komme dann direkt in die nächste Haltung.

6 A+B MATSYASANA – FISCH-VARIATION MIT BEINEN IM SCHNEIDERSITZ

Lege dir bei HWS-Problemen einen Yogaklotz in Höhe des oberen Rückens zwischen deine Schulterblätter. Lege dich darauf und lege deinen Hinterkopf sanft ab (Abb. 4.9 B auf Seite 87). Lege bei Bedarf eine gefaltete Decke unter deinen Kopf.
Es folgt Matsyasana ohne Hilfsmittel.
Du bist in der Rückenlage. Stelle deine Füße auf und bringe deine Hände mit den Handinnenseiten am Boden unter dein Gesäß. Die Daumen sind miteinander verhakt. Strecke deine Beine aus. Deine Schulterblätter sind zusammen. Hebe mit der Einatmung jetzt deinen Oberkörper an und lege deinen Hinterkopf auf dem Boden ab (Abb. 7.6 A). Nicht dein Kopf, sondern deine Unterarme tragen das Gewicht. Bleibe hier für 4 bis 5 Atemzüge. Wir weiten uns, wir dehnen uns im Schultergürtel und im Herzbereich.
Spüre jetzt die Weite und Dehnung in deinem Schultergürtel und im Brustkorb und atme in die Weite, in den Raum hinein. Dehne dich, öffne dich und bleibe hier ent-

spannt für einige Augenblicke. Lasse für einige Momente los. Gib dich ganz dem Treiben hin, wie auf einer Wasseroberfläche, und spüre die Leichtigkeit für einige Momente. Komme jetzt in eine Variation von Matsyasana: Bleibe dafür in der Haltung des Fischs, beuge die Knie und überkreuze die Beine zum Schneidersitz (Abb. 7.6 B). Du öffnest hier deine Hüften. Bleibe in dieser Position für 4 bis 5 Atemzüge.
Bleibe offen und besinne dich auf die Freiheit, Leichtigkeit und die Neugierde in deinem Leben. Erlaube dir hier, nach Lösungen Ausschau zu halten, um dein Ziel zu erreichen.
Löse die Position auf, indem du den Oberkörper anhebst und die Arme wieder an die Seite bringst. Komme dann in die Rückenlage und spüre nach.

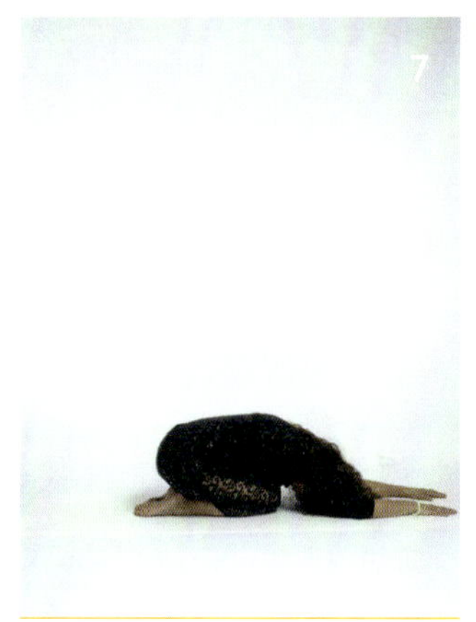

7 BALASANA - DIE STELLUNG DES KINDES

Komme in den Fersensitz, bringe deinen Oberkörper langsam nach vorne und lege ihn auf den Oberschenkeln ab. Bringe deine Stirn vor dir zum Boden. Die Arme sind seitlich am Körper, die Finger zeigen in Richtung Füße. Dein Rücken ist ganz entspannt. Atme in die Körpermitte hinein. Bleibe hier für ca. 10 Atemzüge.
Komme hier zur Ruhe und lasse für einen Augenblick allen Stress, alle Spannungen und Widerstände und alle deine Gedanken los. Spüre die Beruhigung, die Erdung, Regeneration, Gelassenheit und Hingabe an das, was ist.

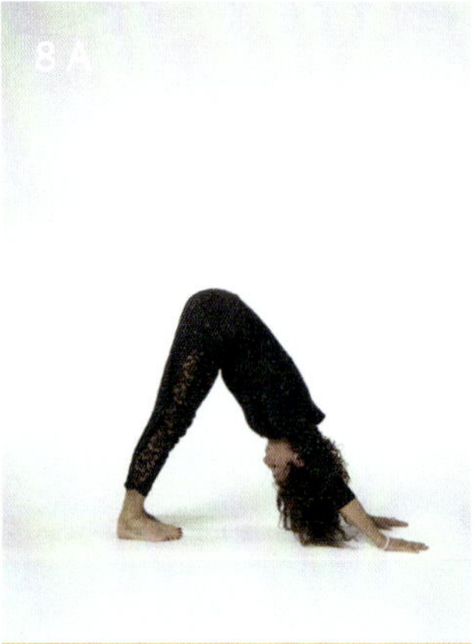

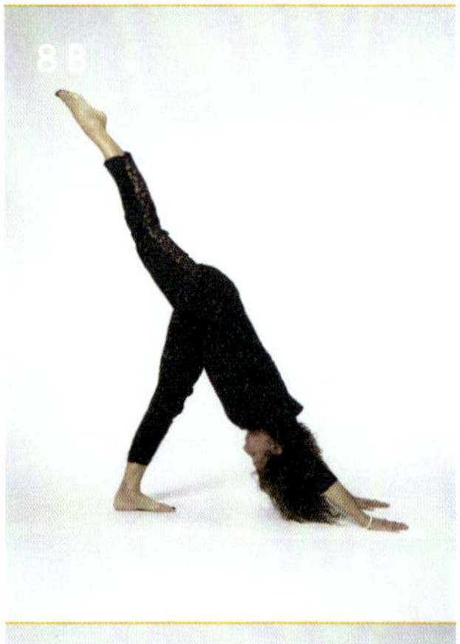

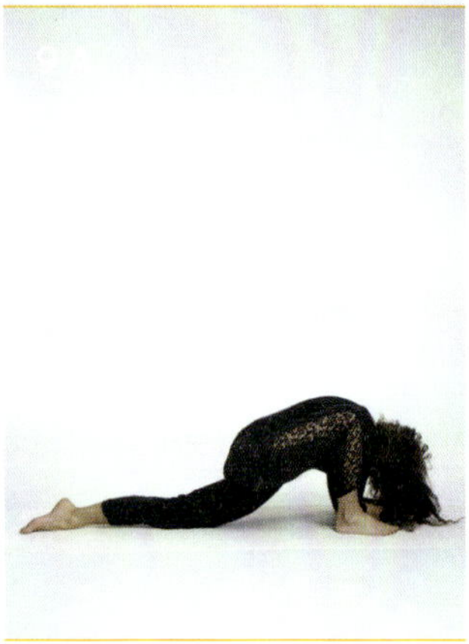

8 A+B ADHO MUKHA SHVANASANA – DER HERABSCHAUENDE HUND, VARIATION MIT EINEM BEIN ANGEHOBEN

Komme in den Vierfüßlerstand. Deine Hände sind unter deinen Schultern, mit den Handflächen fest am Boden. Stelle nun deine Zehen auf und hebe langsam deine Knie an. Hebe dein Gesäß, sodass die Sitzhöcker als höchste Punkte in Richtung Decke weisen (Abb. 7.8 A). Strecke dich lang im Rücken; die Kniekehlen sind sanft durchgestreckt, die Fersen ziehen sanft in Richtung Boden. Spüre dabei deinen langen Rücken, spüre die Aktivität in den Beinen und lasse mit jeder Ausatmung mehr und mehr los. Komme nun in die Variation von Adho Mukha Shvanasana: Hebe das rechte Bein an und bringe es weit nach oben (Abb. 7.8 B). Bleibe hier für 5 bis 10 Atemzüge und atme in die Körpermitte hinein.

Komme ganz bei dir an mit der Hingabe, die in dir lebt, um deine Ziele und Lösungen zu finden.

Komme dann in den Seitwechsel und bleibe auch hier für 5 bis 10 Atemzüge. Löse ausatmend und erhole dich in Balasana.

9 A+B DER YIN-DRACHE

Komme in den Vierfüßlerstand. Bringe jetzt den rechten Fuß an der Außenseite deiner rechten Hand auf den Boden. Das linke Bein geht weit nach hinten; platziere es durchgestreckt hinten so auf dem Boden, sodass das linke Knie und der Fußrücken den Boden berühren (Abb. 7.9 A).

Wenn du die Dehnung verstärken möchtest, bringe statt deiner Hände langsam deine Unterarme auf den Boden oder lege die Unterarme auf einem Bolster ab (Abb. 7.9 B). Verweile in dieser Yin-Yoga-Position für 5 Atemzüge.

Übe dich hier in Geduld. Spüre die kraftvolle Dehnung.

Spüre hier die Kraft, die sich in dir aufbaut. Sie gibt dir Energie, um deine Ziele zu erreichen.
Löse und komme zurück in den Vierfüßlerstand. Spüre kurz nach in Balasana. Komme dann in den Seitwechsel.

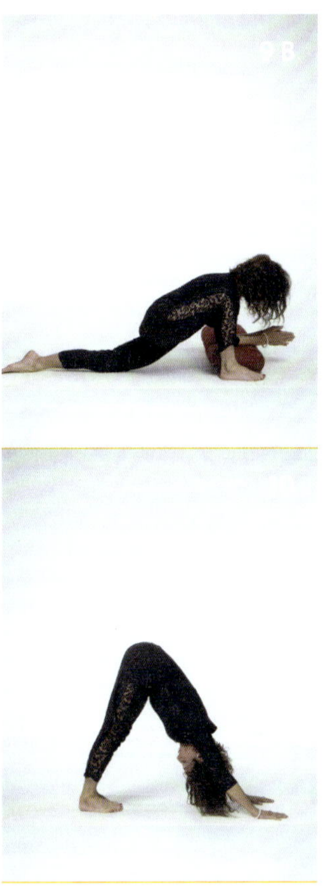

10 ADHO MUKHA SHVANASANA – DER HERABSCHAUENDE HUND

Komme wieder in den Vierfüßlerstand. Deine Hände sind unter deinen Schultern, mit den Handflächen fest am Boden. Stelle nun deine Zehen auf und hebe langsam deine Knie an. Hebe dein Gesäß, sodass die Sitzhöcker als höchste Punkte in Richtung Decke weisen. Strecke dich lang im Rücken; die Kniekehlen sind sanft durchgestreckt, die Fersen ziehen sanft in Richtung Boden. Verweile hier für 10 bis 20 Atemzüge und atme in die Körpermitte hinein. Spüre dabei deinen langen Rücken, spüre die Aktivität in den Beinen und lasse mit jeder Ausatmung mehr und mehr los.
Spüre in dieser Position Ruhe und Gelassenheit. Gib mit jeder Ausatmung jegliche Belastung an die Erde ab.
Löse ausatmend und spüre in Balasana nach. Gehe dann direkt in das nächste Asana, die Taube.

Jetzt kannst du für die folgenden Übungen die Auswahl treffen: Entweder du gehst in Eka Pada Rajakapotasana, die Taube, hinein. Wenn du möchtest, kannst du auch in Hanumanasana, den Spagat, hineingehen.

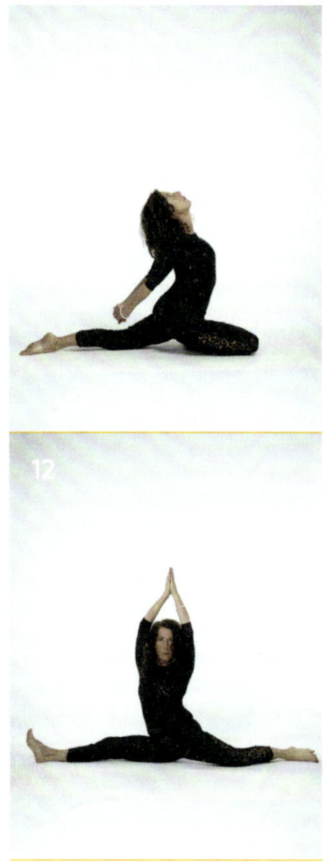

11 EKA PADA RAJAKAPOTASANA - TAUBE-VARIATION MIT DEN ARMEN HINTER DEM RÜCKEN

Du bist im herabschauenden Hund. Hebe einatmend das rechte Bein in Richtung Decke, winkle es dann in Richtung Oberkörper an und lege es mit der Ausatmung zwischen deinen Händen ab, sodass dein rechter Fuß nach links außen zeigt. Lege bei Bedarf einen Yogaklotz unter deine rechte Gesäßhälfte.

Komme jetzt in eine Variation von Eka Pada Rajakapotasana: Fasse deine Hände hinter dem Rücken (Abb.7.11). Dehne dich im Schultergürtel, Brustbein und Brustkorb. Der Kopf geht leicht in den Nacken. Verweile in dieser Position für 5 bis 10 Atemzüge.

Spüre auch hier die Kraft, spüre die Energie. Diese Übung verleiht Tatkraft. Sage dir: *„Ich übernehme die Verantwortung, um meine Ziele zu erreichen."* Spüre den Raum, der vor dir liegt. Löse die Haltung auf und gehe in den Seitenwechsel. Löse dann vollständig auf und entspanne in Balasana.

Alternativ:

12 HANUMANASANA – SPAGAT

Fließe jetzt aus der Haltung des Kindes wieder zurück in den Vierfüßlerstand und komme dann in den herabschauenden Hund.

Strecke jetzt das rechte Bein nach oben in Richtung Decke aus, winkle es dann wieder an den Oberkörper an und lege es ganz langsam nach vorne hin ab, sodass es auf dem Boden zu liegen kommt. Dein Oberkörper ist aufgerichtet. Hebe deine Arme an und lass die Handinnenseiten sich berühren. Verweile in dieser Position für 5 bis 6 Atemzüge.

Dies ist eine kraftvolle Übung, die dir Tatkraft im Hier

und Jetzt verleiht. Sage dir: *„Ich wachse über mich hinaus."* Fließe dann in die Rückenlage und spüre nach.
Es fällt den meisten Yogapraktizierenden leichter, mit einem Bolster oder Yogaklotz in diese Position hineinzukommen. Setze dich dafür auf das Bolster oder den Yogaklotz und komme mit ausgestrecktem Bein in Richtung Boden.
Übe Hanumanasana (bzw. den Weg dorthin) möglichst jeden Tag, um Fortschritte zu sehen.

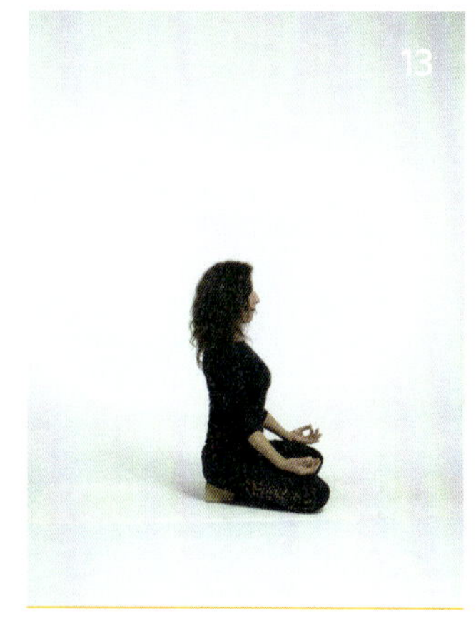

13 SUKHASANA – DER MEDITATIONSSITZ

Sitze im Meditationssitz auf deinem Yogakissen oder -bänkchen. Werde ganz ruhig und sei im Augenblick.
Fühle und spüre: *„Ich weiß um meine Ziele und habe alle Ressourcen in mir, um sie zu erreichen."* Ziehe all deine Sinne in dich zurück. Im Yoga bedeutet dies, dass du dich in Pratyahara übst. Beobachte deinen Atem. Bleibe einatmend ganz im Hier, ausatmend ganz im Jetzt. Solltest du abschweifen von deinem Fokus, kehre immer wieder zur Atembeobachtung zurück.
Verweile in der Meditation für ca. 10 Minuten.

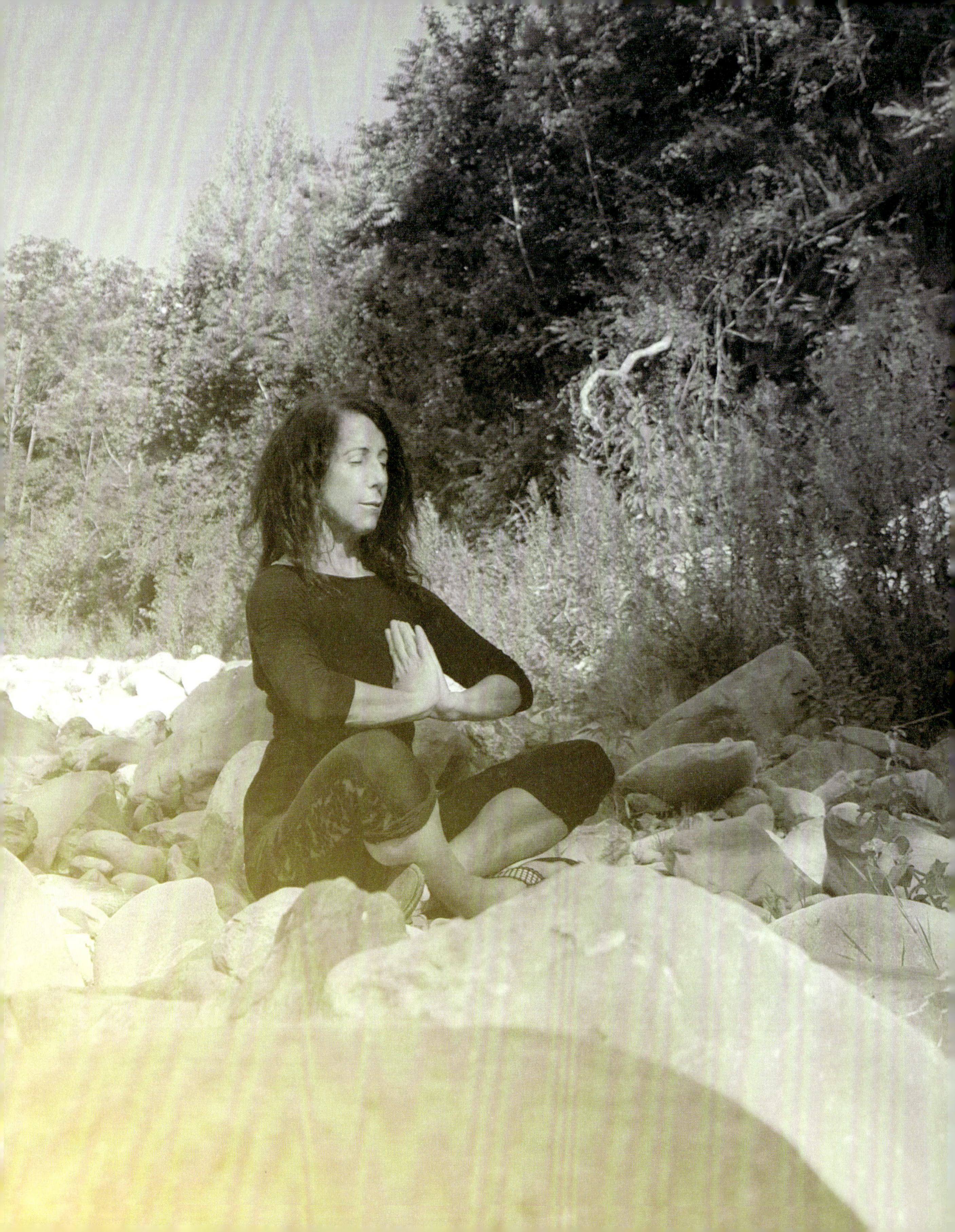

MEDITATION

DER WEG ZU MEHR ACHTSAMKEIT IM ALLTAG

„Richte deine Aufmerksamkeit auf die Räume dazwischen –
den Raum zwischen zwei Gedanken,
das kurze Schweigen zwischen zwei Worten bei einer Unterhaltung,
zwischen den Noten eines Pianos oder einer Flöte
oder den Zeitraum zwischen dem Ein- und Ausatmen."

Eckhart Tolle[17]

Meditation ist ein Prozess. Wir gehen absichtslos in die Meditation hinein, ohne eine Vorstellung, wie sie zu sein hat. Dabei versuchen wir dennoch, uns auf ein Meditationsobjekt zu fokussieren: Steigen Gedanken auf, nehmen wir sie wahr und kehren wieder zurück zu unserem Meditationsobjekt. Wir üben uns darin, die Haltung eines inneren Beobachters/einer inneren Beobachterin einzunehmen und alles ohne Wertung wahrzunehmen und zu akzeptieren. Das Ziel der Meditation ist es, ganz im Hier und Jetzt anzukommen.

[17] *Eckhart Tolle: Stillness speaks, S. 13 (Übersetzung aus dem englischen Original durch die Autorin)*

Wenn wir in unserem Alltag in die Aktivität gehen, richten wir unsere Sinne und unseren Geist meist sofort nach außen. Dann sind wir entweder abgelenkt von all den Informationen, die von außen auf uns einströmen, oder wir geben unserem Drang nach, uns mitzuteilen, weil wir scheinbar gar nicht anders können. Dann gibt es keine ruhigen Momente.

Wir alle brauchen Zeiten des Rückzugs, Zeiten der Ruhe, Zeiten der Stille. Wofür sind diese Zeiten der Stille gut? Erst wenn wir stiller werden, kann unser Geist, dessen Natur es ja gerade ist, sich an jegliche Aktivität im Außen anzuheften, zur Ruhe kommen. Erst dann können wir wirklich regenerieren. In dem Moment, in dem wir in der Ruhe sind, können wir auch in Ruhe nachdenken und dann bewusst handeln. Es lohnt sich, Meditation mit Geduld, Ausdauer und Liebe sich selbst gegenüber zu üben, um mehr Energie, Vitalität und Bewusstheit in den Alltag hineinzubringen. Und diese Übung braucht nur wenige Minuten pro Tag.

Wenn ich in meinen Seminaren Zeiten des Schweigens einführe – zum Beispiel während des Frühstücks –, fällt es vielen Teilnehmenden erst einmal richtig schwer zu schweigen, weil der Rede- und Mitteilungsdrang so groß ist. Wenn wir dann in der Gruppe mit der Praxis der Meditation beginnen, erfahren manche Kursteilnehmer und Kursteilnehmerinnen zum ersten Mal, was die Stille uns für Impulse geben kann. Es geht darum, in sich Einkehr zu halten und zu beobachten, womit der Geist gerade beschäftigt ist. Doch zunächst muss der Körper erst einmal lernen, wie es ist, in der Stille zu sein, in dieser ruhigen Haltung zu sein, sei es auf dem Stuhl, sei es auf dem Bänkchen oder auf dem Meditationskissen. Dafür ist es wichtig, für eine gewisse Zeit bequem und aufrecht still sitzen zu können. Für manche ist es schon eine Herausforderung, für zehn Minuten wirklich still zu sitzen. Wir sind es nicht gewohnt, so in Stille zu sitzen, und so passiert es leicht, dass ein Bein einschläft, dass etwas juckt oder dass man an seiner Körperhaltung etwas verändern muss. Aber es lässt sich üben. Hier kann die Wechselatmung als Vorbereitung für die Meditation helfen, denn sie wirkt beruhigend auf den Geist und den Körper.

Die Wechselatmung

Setze dich gerade hin. Die Augen sind geschlossen. Hebe die rechte Hand zur Nase. Schließe mit dem rechten Daumen das rechte Nasenloch und atme durch das linke Nasenloch 4 Sekunden lang ein. Fülle die Lungen zu etwa ¾. Schließe dann beide Nasenlöcher mit Daumen und Ringfinger und halte die Luft 4 Sekunden lang an. Öffne das rechte Nasenloch und atme durch das rechte Nasenloch 4 bis 8 Sekunden lang aus. Halte weiter das linke Nasenloch geschlossen und atme durch das rechte Nasenloch 4 Sekunden lang ein. Schließe beide Nasenlöcher und halte die Luft wieder für 4 Sekunden an. Öffne das linke Nasenloch und atme 4 bis 8 Sekunden lang durch das linke Nasenloch aus. Beginne dann wieder von vorne. Übe für ca. 5 bis 10 Minuten.

In der Meditation merken wir, dass Gedanken aufkommen. Hier geht es einfach darum, seine Gedanken wahrzunehmen, ohne sich mit ihnen zu verbinden oder sich mit ihnen zu beschäftigen. Das fällt den meisten schwer. Die meisten Menschen verbinden sich mit ihren Gedanken, Emotionen oder Körperempfindungen und lassen sich dadurch vom gegenwärtigen Moment ablenken. Möglicherweise kommen auch Impulse hinzu, in eine Handlung, in eine Bewegung hineinzugehen. Das mag ganz unterschiedlich sein. Doch geht es an dieser Stelle darum, einfach einmal an seinem Platz sitzen zu bleiben, nur wahrzunehmen und nicht diesem Impuls zur Aktivität zu folgen.

Dein Ort der Meditation

Es ist sehr hilfreich, immer am gleichen Ort zu meditieren. Finde einen ruhigen Ort, an dem du dich wohlfühlst und entspannen kannst. Äußere Stille führt zu innerer Stille. Schaffe dir an diesem Ort eine ruhige, entspannte und angenehme Atmosphäre. Es ist auch hilfreich, dort alle Ablenkungen durch elektronische Geräte für eine gewisse Zeit abzustellen und so für die Dauer der Meditation nicht erreichbar zu sein. Schmücke diesen Ort, wenn du möchtest, mit Blumen, inspirierenden Bildern usw. und schaffe so eine Atmosphäre, die dich motiviert, dich in Ruhe hinzusetzen und nach innen zu gehen. Dein Meditationsort wird wie eine kleine Oase sein, wo du regelmäßig auftanken kannst. Du wirst es sehr bald genießen und dich darauf freuen, an diesem Ort zu meditieren.

Wie mit der Meditation beginnen?

Wie können wir nun am besten mit der Meditation beginnen? Es gibt dafür verschiedene Möglichkeiten. Wenn du ein Mensch bist, der körperlich sehr aktiv ist und auch die Bewegung braucht, rate ich dir, dich vor der Meditation körperlich zu betätigen, indem du Sport treibst, Fahrrad fährst oder ein paar Sonnengrüße praktizierst. Meditiere am besten immer zur gleichen Zeit. Du solltest hierfür eine konkrete Zeit in deinem Tagesablauf einplanen, entweder regelmäßig morgens oder regelmäßig abends. Zu Beginn reichen 10 Minuten, die du dann ggf. auf 20, 30 Minuten oder 1 Stunde erweitern kannst. Du solltest möglichst nicht unmittelbar nach einer Mahlzeit meditieren.

Sitzhaltung und Fokussierung

Nimm eine aufrechte, bequeme und zugleich stabile Sitzhaltung ein. Meditiere sitzend, entweder auf einer Decke im Schneidersitz auf dem Boden oder auf einem Meditationsbänkchen oder Stuhl. Trage lockere Kleidung. Grundsätzlich sollte die Wirbelsäule aufrecht sein; dies ermöglicht eine gleichmäßige tiefe Atmung und hält den Geist wach.

Richte deine Aufmerksamkeit auf ein Meditationsobjekt. Dies hilft dir, deine Gedanken zur Ruhe kommen zu lassen und dich zu fokussieren. Bleibe mit deiner Aufmerksamkeit ganz entspannt bei dem Meditationsobjekt.

Die Fokussierung in der Meditation

ATEM	Du beobachtest deine Ein- und Ausatmung. Du kannst auch deine Atemzüge zählen (von 1 bis 10 und dann wieder von vorn) und damit den Geist beruhigen.
MANTRA	Du rezitierst ein Mantra wie So Ham[18] oder Om Mani Padme Hum[19].
TRATAK	Du schaust in die Flamme einer Kerze. Nach ca. 5 Min. kannst du deine Augen schließen.
GEHMEDITATION	Du praktizierst langsames, achtsames Gehen im Hier und Jetzt.
SITZMEDITATION	Du sitzt mit offenen, herabschauenden Augen oder mit geschlossenen Augen auf deinem Meditationskissen und lässt alle aufsteigenden Gedanken an dir vorbeiziehen, ohne daran festzuhalten.

Umgang mit Gedanken und Empfindungen

Wenn du dich hinsetzt und meditierst, wird dir auffallen, dass deine Gedanken im Kopf kreisen. In der Meditation lässt du nun bewusst alle deine Gedanken los. Lasse Gedanken und Empfindungen, die aufkommen, wie Wolken an dir vorüberziehen und sage dir: „Auch dies wird vorübergehen." Mache dich frei von allen ablenkenden Empfindungen

[18] *So Ham (Sanskrit) heißt „Ich bin DAS". In der Yogaphilosophie des Vedanta bedeutet das so viel wie: „Ich bin nicht der Körper, ich bin nicht der Geist. Ich bin das Unsterbliche, das Ewige, das Unendliche."*

[19] *Om Mani Padme Hum (Sanskrit) heißt übersetzt „Om, Juwel in der Lotusblüte". Das Mantra erinnert an die Essenz aller Qualitäten eines erwachten Wesens: den Erleuchtungsgeist, den Pfad der Tugenden, die Erkenntnis der Vergänglichkeit aller Dinge und dass Weisheit und Praxis immer zusammengehören.*

deines Körpers. So führt dich Meditation in einen Zustand entspannter Aufmerksamkeit, in dem du ganz wach, ganz präsent bist. Meditation führt dich in einen Zustand, in dem du achtsam im Hier und Jetzt verweilst, weder in Erinnerungen an Vergangenes noch in Vorstellungen, Hoffnungen oder Ängsten über Zukünftiges. Dieser Zustand wird in dem folgenden Mantra beschrieben:

Gate, gate, paragate, parasamgate, bodhi, svaha.[20]

Meditation führt dich schließlich zum Eintauchen in reines Gewahrsein - ohne ein Objekt, ohne die Außenwelt, ohne deine körperlichen Empfindungen, ohne Gedanken und ohne dein Ich-Gefühl. Und Meditation führt dich in einen Zustand ungeteilter Achtsamkeit im Hier und Jetzt, in dem du frei bist von den Dualitäten, die unsere Welt prägen, zu Advaita[21]. Es ist ein Zustand, in dem du wunschlos glücklich bist. Ein Ort, der einfach nur heil und gesund ist. Ein Zustand, in dem du keine Fragen mehr hast bzw. alle Fragen beantwortet sind.

Wenn du in der Meditation deinen Geist geschult hast für eine achtsame Haltung, steht dir diese Haltung in deinem Alltag jederzeit zur Verfügung.

---

[20] *Das Mantra stammt aus dem buddhistischen Prajnaparamita-Sutra bzw. Herz-Sutra. Übersetzt heißt es so viel wie: „Gegangen, jenseits gegangen, jenseits des Jenseits gegangen. Erwachen! Vollkommener Segen!"*

[21] *Advaita (Sanskrit) heißt übersetzt „Nicht-Dualität, Einheit von individueller Seele (in Sanskrit: Atman) und göttlicher Weltseele (in Sanskrit: Brahman)".*

Praxis der Achtsamkeit im Alltag

Der erste Schritt ist, das Leben aus der Perspektive eines Betrachters/einer Betrachterin zu sehen und wahrzunehmen.

Der zweite Schritt ist, sich immer wieder in Praktiken der Achtsamkeit, der Entschleunigung und der Bewusstwerdung zu üben, beispielsweise Gehmeditation, Tai Chi als Meditation in Bewegung.

Ziel der Achtsamkeit ist reines Gewahrsein im gegenwärtigen Augenblick. Achtsamkeit führt dich in eine geistige Klarheit, und diese Klarheit wird dir Kraft und Energie geben. Übst du dich regelmäßig in Achtsamkeit, so wird ein klarer, achtsamer Geist in deinem Leben Einzug halten.

Resilienztraining ist ein Weg der Präsenz, der Achtsamkeit und der Bewusstheit.

YOGASEQUENZ MIT DEM SCHWERPUNKT

ACHTSAMKEIT

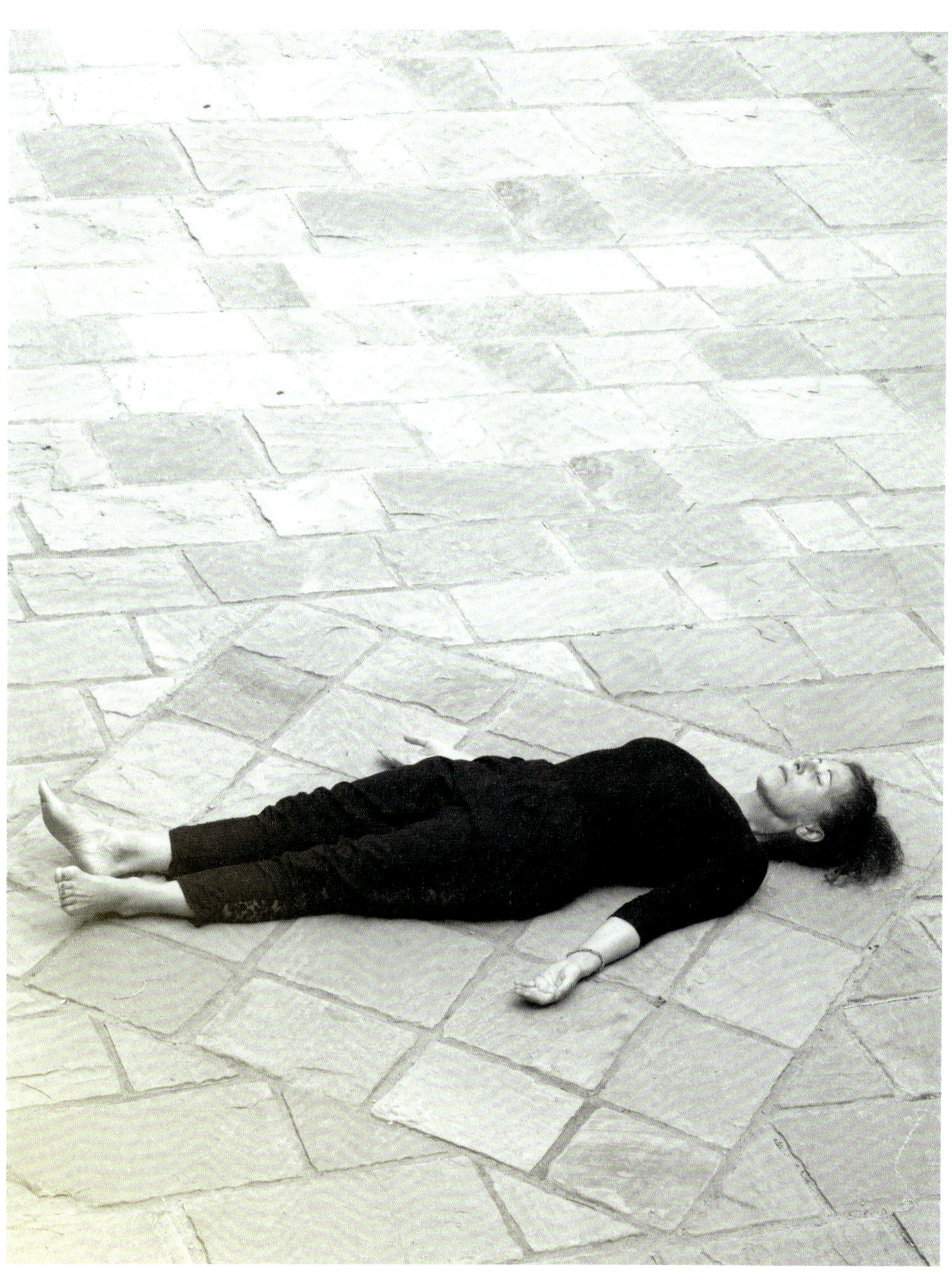

Nun kommen wir zu den Achtsamkeitsübungen. Es geht um Übungen, um mehr Achtsamkeit im Alltag zu entwickeln. Hier sind in gewisser Weise als Zusammenfassung alle bisherigen Übungen enthalten,

- um Offenheit zu leben,
- um dir selbst treu zu bleiben,
- um deinen Willen und deinen Körper zu stärken,
- um kraftvoll im Körper und im Geist zu sein,
- um eine kraftvolle Mitte und Balance zu finden,
- um die Hingabe in deinem Leben zuzulassen,
- um gleichzeitig in die Regeneration und in die Ruhe, in die Beweglichkeit, Offenheit und Weite hineinzugehen,
- um die Dankbarkeit in dein Leben hineinzugeben und gelassene Achtsamkeit zu üben,
- um gute Entscheidungen zu treffen, indem du alle Seiten und Perspektiven in dir betrachtest.

Aus der Standfestigkeit und dem Gleichgewicht heraus kannst du dir selbst stets zulächeln und dir Lebensfreude schenken. Du kannst in die Ruheposition hineingehen, deinen Geist durch Atemübungen klären und in der Meditation Einkehr halten im Hier und Jetzt.

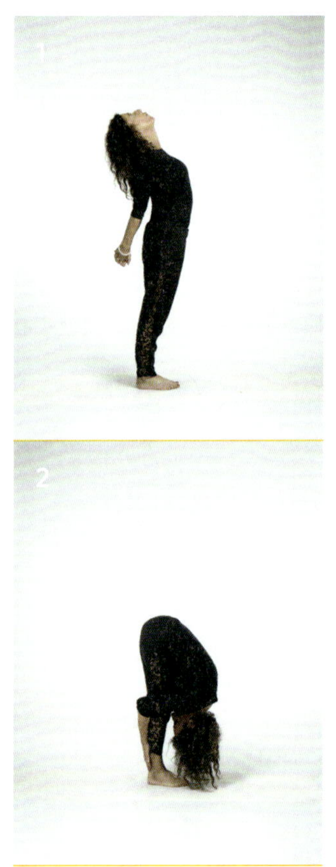

1 STEHENDE RÜCKWÄRTSBEUGE

Komme auf dem vorderen Drittel deiner Yogamatte in eine stehende Position. Deine Füße sind stabil, deine Beine aktiv, dein Oberkörper ist aufgerichtet. Bringe jetzt deine Hände hinter dem Rücken zusammen, falte sie ineinander und strecke die Arme durch. Dabei kommen auch die Schulterblätter zusammen. Lege deinen Kopf nun sanft in den Nacken (tue dies nur, wenn du im Hals- und Nackenbereich keine Probleme hast). Spüre, wie du deinen Schultergürtel und den Brustkorb dabei weitestgehend dehnst. Verweile in dieser Position für 10 Atemzüge.

Spüre die Stabilität von den Füßen bis zu deinen Hüften hinauf. Spüre eine Weite und Dehnung aus dem Solarplexus bis hin zu den Schultern. Bleibe ganz aufmerksam bei dir. Bleibe weit und offen für dein eigenes Leben und spüre gleichzeitig deine stabile Basis.

Gehe dann direkt in die nächste Position, Pada Hastasana.

2 PADA HASTASANA - STEHENDE VORWÄRTSBEUGE, VARIATION

Du bist wieder in einer stehenden Position auf dem vorderen Drittel deiner Yogamatte. Deine Füße sind hüftweit auseinander. Hebe einatmend die Arme über den Kopf und bringe ausatmend die Hände seitlich neben die Füße oder umfasse alternativ deine Fußgelenke mit den Händen. Deine Knie bleiben sanft durchgestreckt. Lasse deinen Oberkörper ganz passiv hängen (Abb. 8.2). Deine Schultern und dein Gesicht sind ganz entspannt. Komme jetzt in die Variation von Pada Hastasana: Bringe deine Fingerspitzen oder die Handflächen ausgestreckt vor oder neben den Füßen auf den Boden. Atme tief ein und aus. Sei in dieser Position für 10 Atemzüge.

Spüre die passive Dehnung in der Rückseite des Oberkörpers, spüre gleichzeitig auch deine stabile Basis. Ziehe dich ganz nach innen zurück, bleibe dir treu. Atme ruhig ein und aus. Übe dich in Hingabe.
Komme dann einatmend langsam und Wirbel für Wirbel wieder nach oben und spüre im Stehen nach.

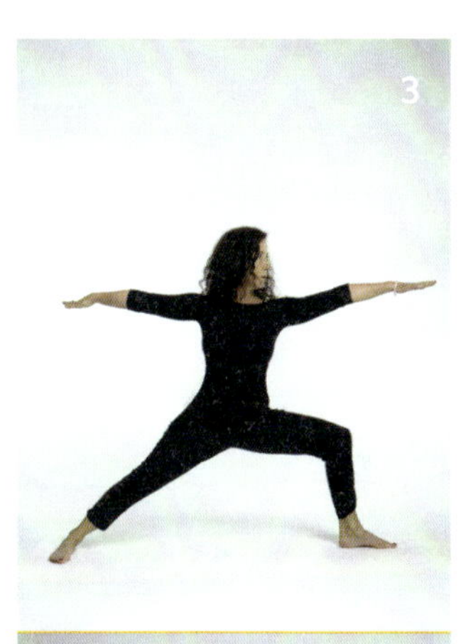

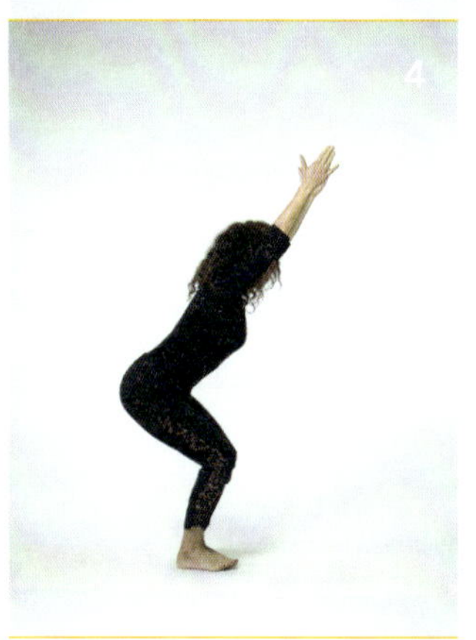

3 VIRABHADRASANA II - DER HELD II

Du stehst quer auf deiner Yogamatte; die Füße sind parallel und eine Beinlänge auseinander. Hebe einatmend nun deine Arme über die Seiten etwas höher als deine Schultern und bringe deine Schultern weit auseinander. Diese Haltung öffnet den Schultergürtel, Herz und Brustkorb. Der Kopf und dein linker Fuß drehen sich nach links. Senke ausatmend dein linkes Knie in den rechten Winkel; Fußgelenk und Knie sind dabei in einer Linie. Das rechte Bein bleibt durchgestreckt, die Fußaußenkante fest am Boden. Bleibe in dieser Position für 5 bis 6 Atemzüge.
Spüre nach innen bis zu deinem Becken in die Bauchkraft hinein. Fühle nach innen, schau nach außen. Atme in den Bauch und bis in den Beckenboden hinein. Spüre während der Ausatmung deine Kraft und Erdung über die Beine und Fußsohlen. Spüre deine Ausdauer und wie deine Willenskraft in dir aufgebaut ist. Bleibe leicht und bleibe in deiner geistigen Klarheit.
Löse und komme in den Seitwechsel.

4 UTKATASANA - DER STUHL

Du stehst auf der Yogamatte. Deine Füße sind hüftweit auseinander und parallel zueinander. Hebe einatmend deine Arme in Schulterhöhe nach vorne hin an, sodass die Handinnenseiten zueinander zeigen. Bringe ausatmend nun dein Gesäß tief nach unten, als würdest du dich auf einen Stuhl setzen. Die Arme gehen schräg nach

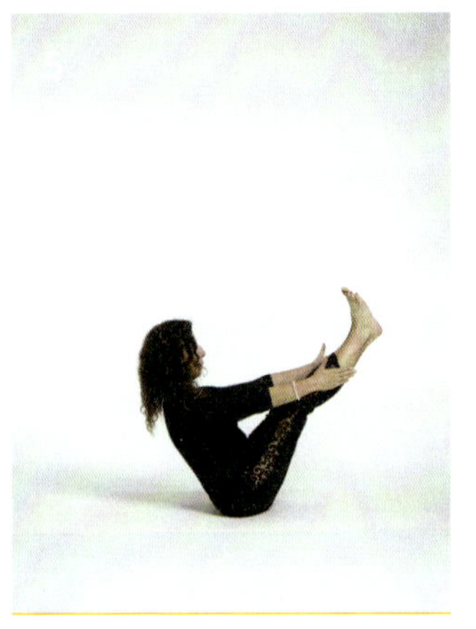

oben. Balanciere dich mit den Händen aus. Die Füße sind fest im Boden. Die Oberschenkelvorderseiten sind stark. Der Rücken ist lang, die Beine kraftvoll. Bleibe in dieser kraftvollen Haltung für 5 bis 8 Atemzüge. Spüre mit der Einatmung in deinen langen Rücken hinein und mit der Ausatmung zu den Fußsohlen hin. Spüre die Achtsamkeit im gegenwärtigen Augenblick. Spüre die Kraft in deinen Beinen.
Übe dich darin, mit Gelassenheit in dieser Übung zu bleiben. Es ist eine starke, kraftvolle Übung, die dich immer wieder in die Achtsamkeit hineinführt.
Löse, indem du in die stehende Position zurückkehrst, und spüre nach.

5 NAVASANA - DAS BOOT

Komme jetzt zum Sitzen. Die Füße sind aufgestellt, die Knie angewinkelt. Bringe deine Hände in die Kniekehlen. Richte deinen Oberkörper auf, das Kinn ist leicht herangezogen. Spüre zu deinen Sitzhöckern hin und nimm dein Gleichgewicht wahr. Bringe mit der Einatmung deinen Oberkörper schräg nach hinten und hebe die Füße und Waden an, sodass die Waden parallel zum Boden sind. Wenn du dein Gleichgewicht gefunden hast, strecke auch deine Beine schräg nach vorne aus. Strecke gleichzeitig deine Arme nach vorne oben hin aus. Verweile hier für mindestens 5 Atemzüge.
Spüre die Kraft aus der Bauchmitte. Spüre deine Balance. Spüre deine innerliche kraftvolle Ausgewogenheit, die dir Energie gibt, um in jedem Augenblick deines Daseins in der Achtsamkeit zu bleiben und um die richtigen Entscheidungen zu treffen.
Komme dann ausatmend in die Rückenlage und spüre nach.

6 SETU BANDHA SARVANGASANA – DIE SCHULTERBRÜCKE

Stelle in der Rückenlage deine Füße auf. Deine Arme sind seitlich am Körper, die Handinnenseiten zeigen zum Boden. Dein Kinn ist leicht herangezogen. Hebe mit der Einatmung nun dein Becken an und bringe die Hüften weit nach oben. Spüre die Kraft in den Oberschenkelvorderseiten. Bleibe in der Schulterbrücke für 4 bis 5 Atemzüge. Nimm mit jeder Einatmung Weite, Freude und Leichtigkeit in dich auf und gib alles Schwere mit jeder Ausatmung an die Erde ab. Spüre die Kraft, spüre die Stabilität in deinem Körper und erfahre dein Durchhaltevermögen. Spüre die Hingabe an dein Leben, um mit Achtsamkeit jede Herausforderung willkommen zu heißen.

Löse die Haltung ausatmend vollständig auf. Umfasse die Knie mit deinen Händen und ziehe sie an den Körper heran. Dies ist eine entlastende Gegenbewegung für deinen unteren Rücken. Entspanne und spüre nach.

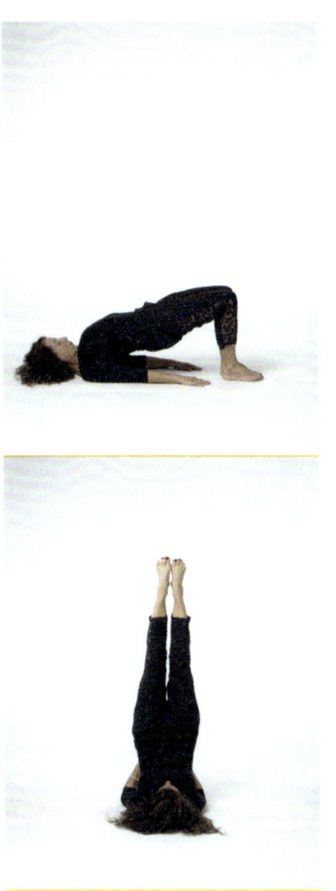

7 SARVANGASANA – DER SCHULTERSTAND

Du liegst in der Rückenlage, deine Arme sind an der Seite des Körpers, deine Füße sind ausgestreckt. Lege eine zusammengefaltete Decke unter deine Schultern, um deinen Hals und Nackenbereich zu schützen. Ziehe nun sanft deine Knie an den Oberkörper heran, strecke sie mit ein wenig Schwung nach oben hin aus und stütze deinen Rücken gleichzeitig mit deinen Händen seitlich der Wirbelsäule ab. Das Kinn ist sanft herangezogen. Richte dich jetzt mit deinen Beinen ganz auf. Die Schultern liegen ganz entspannt am Boden. Dein Gesicht ist ganz locker und entspannt. Bleibe hier für 5 bis 10 Atemzüge.

Lasse für einige Momente los und regeneriere. Spüre die Ruhe, die sich in dir entfaltet. Komme innerlich in eine

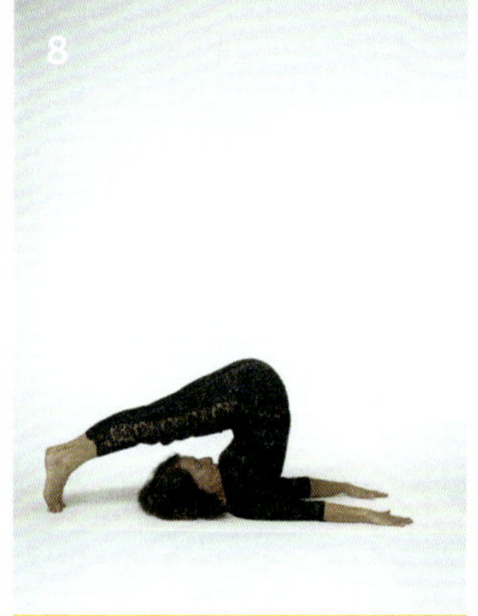

gelassenen Achtsamkeit und bleibe verbunden mit deiner Ein- und Ausatmung.
Gehe dann ausatmend direkt über in die nächste Position, Halasana.

8 HALASANA - DER PFLUG

Bringe aus dem Schulterstand zuerst das rechte Bein hinter dem Kopf in Richtung Boden. Komme einatmend wieder ausgestreckt in den Schulterstand. Bringe nun das linke Bein in Richtung Boden. Kehre einatmend wieder zurück in den Schulterstand. Bringe dann beide Beine hinter dem Kopf in Richtung Boden. Jetzt kannst du auch deine Hände mit den Innenseiten auf dem Boden ablegen. Stütze, wenn du den Boden nicht mit den Zehen berührst, mit den Händen deinen Rücken, sodass er gerade bleibt. Bleibe hier für 5 bis 10 Atemzüge. Ziehe dich ganz nach innen zurück und lasse die Außenwelt einen Augenblick außen vor. Bleibe nur mit deiner Atmung verbunden.
Löse dann mit der Einatmung langsam die Position auf; nutze die Hände dabei als Bremse. Lege ganz langsam zuerst deinen Oberkörper und dann die Beine ab, bis du wieder ausgestreckt am Boden liegst. Spüre nach.
Stehe nach dieser Übung nicht direkt auf. Nimm dir hierfür etwas Zeit.

9 MATSYASANA - DER FISCH

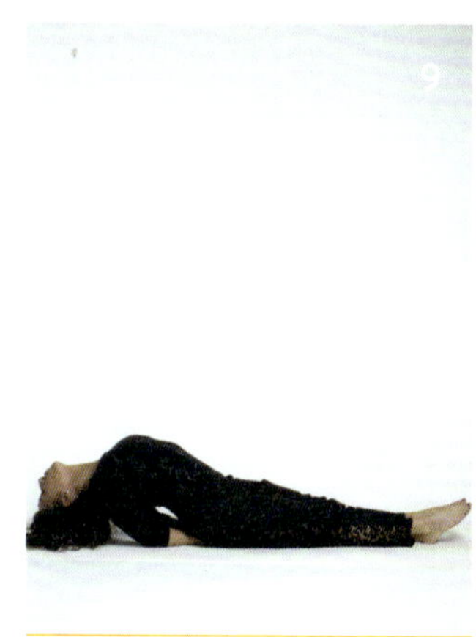

Lege dir bei HWS-Problemen einen Yogaklotz in Höhe des oberen Rückens zwischen deine Schulterblätter. Lege dich darauf und lege deinen Hinterkopf sanft ab (Abb. 4.9 B auf Seite 87). Bei Bedarf lege eine gefaltete Decke unter deinen Kopf.

Es folgt Matsyasana ohne Hilfsmittel.

Du bist in der Rückenlage. Stelle deine Füße auf und bringe deine Hände mit den Handinnenseiten am Boden unter dein Gesäß. Die Daumen sind miteinander verhakt. Strecke deine Beine aus. Deine Schulterblätter sind zusammen. Hebe mit der Einatmung jetzt deinen Oberkörper an und lege deinen Hinterkopf auf dem Boden ab. Nicht dein Kopf, sondern deine Unterarme tragen das Gewicht. Bleibe in dieser Position für 5 bis 6 Atemzüge. Atme in die Weite des Oberkörpers und in den Brustkorb ein und aus.

Spüre jetzt die Weite in deinen Schultern und in deinem Brustkorb. Atme diese Leichtigkeit, diesen Raum und diese Weite, diese Lebendigkeit und Lebensfreude ein und werde ganz weit in dir. Bringe deine Achtsamkeit, Offenheit, Leichtigkeit und Neugierde in all diese Übungen der Resilienz, der Akzeptanz, des Optimismus, des Selbstvertrauens, des Netzwerkens und des ziel- und lösungsorientierten Handelns hinein! Öffne dich in Leichtigkeit dieser wunderbaren Welt, deinem wunderbaren Körper, deinem wunderbaren Leben!

Löse dann die Position auf, indem du einatmend den Oberkörper anhebst und die Arme wieder an die Seite bringst. Komme wieder in die Rückenlage und spüre nach.

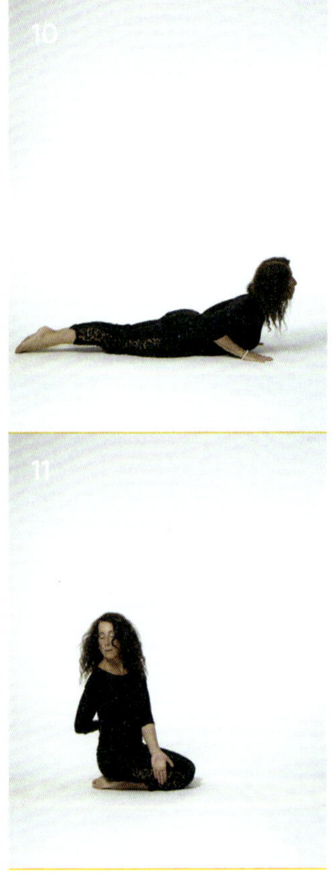

10 BHUJANGASANA - DIE KOBRA

Komme nun in die Bauchlage. Deine Stirn berührt den Boden, Füße und Beine sind zusammen.
Platziere deine Hände auf Höhe der Schultern, die Handinnenseiten sind flach am Boden, die Ellenbogen sind am Körper. Bringe deine Schulterblätter zusammen. Spanne jetzt sanft die Beine an und hebe einatmend deine Schultern und den Kopf ein wenig an. Dein Oberkörper wird hier hauptsächlich von deinem unteren Rücken gestützt. Dein Brustbein zieht sanft nach vorne. Bleibe hier für 5 bis 10 Atemzüge.
Schließe deine Augen und spüre leise nach innen. Lausche, nimm dir einen Augenblick Zeit, deiner inneren Stimme zu lauschen. Erfahre, dass du die Weisheit potenziell in dir trägst. Es braucht manchmal einige Augenblicke Zeit, sich diesem Raum der Stille hinzugeben, um sich mit der eigenen inneren Stimme, der eigenen Intuition zu verbinden.
Löse ausatmend die Haltung auf, gehe in die Bauchlage und spüre nach.

11 ARDHA MATSYENDRASANA - DREHSITZ-VARIATION IM FERSENSITZ

Sitze im Fersensitz mit deinem Gesäß auf deinen Füßen. Wenn dir dies nicht möglich ist, strecke deine Beine aus (Abb 1.13 A auf Seite 42). Deine Hände liegen locker auf den Oberschenkeln. Führe jetzt deinen linken Arm nach rechts und drücke die Handrückseite sanft gegen den rechten Oberschenkel. Drehe dabei deine Schulter auf die rechte Seite und lege die rechte Hand am Rücken ab. Der Rücken ist gerade, die Schultern sind entspannt und auf einer Höhe. Der Kopf zieht nach rechts. Bleibe in dieser Position für 5 bis 6 Atemzüge. Spüre in deinen aufgerichteten Rücken hinein.

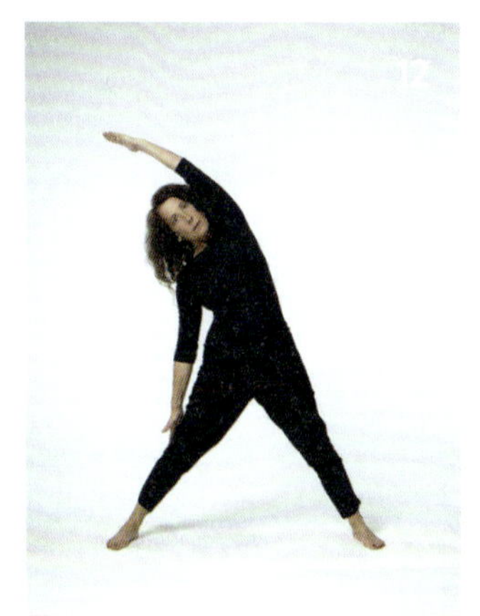

Richte dich geistig und körperlich auf. Sei auch im Geist aufrichtig zu dir. Höre deine Gedanken und spüre, was förderlich und was weniger förderlich für dich ist. Übe dich immer wieder darin, in jedem Moment aufrichtig mit dir selbst zu sein. Erkenne, welche Kompromisse du wählst und wo du dich verbiegst. In dieser Übung kannst du dich zentrieren und immer wieder aufbauen. Komme in deine eigene Aufrichtigkeit!
Löse einatmend und komme in den Seitwechsel. Spüre dann nach.

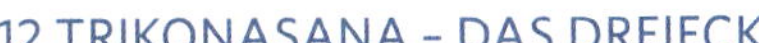

12 TRIKONASANA - DAS DREIECK

Du stehst quer auf deiner Yogamatte; die Beine sind eine Beinlänge auseinander. Deine Arme sind an der Seite des Körpers. Hebe einatmend deinen linken Arm hoch in Richtung Decke. Strecke dich hierbei lang, dehne dich und öffne dich zur linken Seite und beuge dich dann ausatmend zur rechten Seite. Die rechte Hand liegt auf deinem rechten Bein. Der linke Arm bleibt gestreckt. Bleibe hier für 10 Atemzüge.
Gehe mit Leichtigkeit in die Bewegung hinein. Erkenne, dass Leben stetiger Wandel bedeutet, und bleibe beweglich. Öffne dich in dieser Position mit Aufmerksamkeit, Offenheit und Leichtigkeit für neue Sichtweisen. Sei ganz achtsam, halte Ausschau und bleibe dennoch in deiner Mitte. Du bist offen, hörst auf deine innere Stimme und die Resonanz im Außen.
Löse dann und komme in den Seitwechsel.

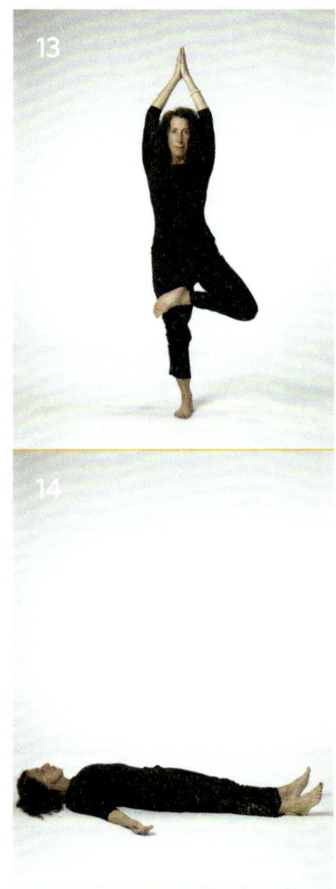

13 VRIKSHASANA - DER BAUM

Du stehst in der Mitte deiner Yogamatte. Deine Füße sind zusammen, deine Arme sind an der Seite des Körpers. Stabilisiere jetzt geistig dein rechtes Bein. Hebe langsam dein linkes Bein und lege deine linke Fußsohle auf der Innenseite deines rechten Oberschenkels ab oder lege dein Fußgelenk auf der Oberseite deines rechten Oberschenkels ab. Falls du einen Anker benötigst, fixiere einen Punkt auf dem Boden schräg unten vor dir. Wenn du stabil in deinem Stand bist, bringe deine Hände gefaltet in Anjali Mudra vor deine Brust und stabilisiere dich hier. Bringe dann einatmend die Arme über deinem Kopf zusammen, die Handinnenseiten berühren sich. Die Schultern sind entspannt, die Arme sanft durchgestreckt. Bleibe in dieser Position für 10 Atemzüge.
Spüre hier deine Basis und erinnere dich an deine Ressourcen. Spüre deinen weichen Oberkörper und wie er aufgerichtet ist, und nimm wahr, wie du über dich hinauswächst. Spüre deine Entwicklung und dein Wachstum. Spüre, wie du deine Balance halten kannst und immer wieder nach den Herausforderungen zurückkehren kannst in deine Balance. Lächle dir zu in dieser Balance, in dieser Hingabe, in dieser Ausgewogenheit!
Löse die Haltung auf und komme in den Seitwechsel.

14 SHAVASANA - DIE ENTSPANNTE RÜCKENLAGE

Komme auf deiner Yogamatte ins Liegen. Deine Füße sind hüftweit auseinander. Deine Arme liegen neben deinem Körper, die Handrückseiten zeigen zum Boden. Deine Schultern sind offen, der Kopf ist mittig ausgerichtet. Bleibe in dieser Position ganz locker und ganz entspannt. Atme für 3 Atemzüge tief zu deiner Körpermitte hin ein, atme dann jegliche Spannung aus und lasse voll-

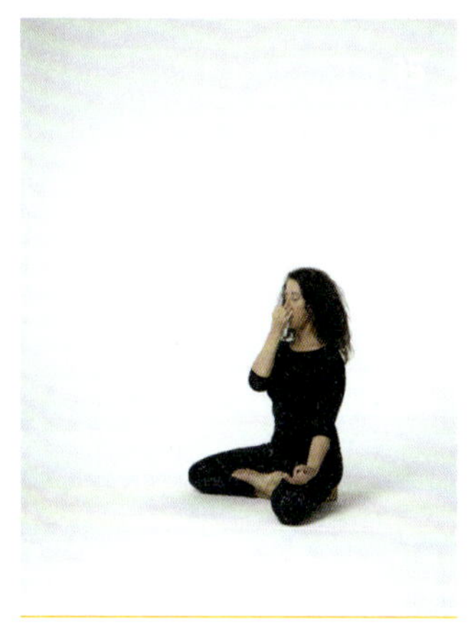

ständig los. Komme zur Ruhe und lass deinen Atemfluss jetzt ganz natürlich in seinem Rhythmus fließen.
Fühle und spüre, wie du immer weiter nach innen gehst. Spüre, wie du für einen Augenblick ablässt von dieser Welt, von den Gedanken, von den Zielen. Spüre, wie du ankommst in deiner Körpermitte, in deinem Selbst, in deinem Sein. Dehne jetzt die Entspannung in alle Richtungen aus: zu den Füßen, zu den Händen, zum Scheitel, nach vorn und nach hinten. Komme ganz bei dir an und spüre in deiner Körpermitte die Ausdehnung, die Berührung deines Seins.
Bleibe hier in dieser entspannten Haltung für ca. 5 bis 10 Minuten.

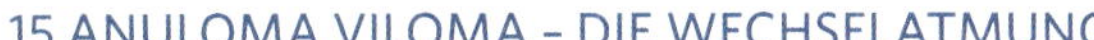

15 ANULOMA VILOMA - DIE WECHSELATMUNG

Sitze im Schneidersitz für die Wechselatmung. Die linke Hand liegt ganz locker auf dem Oberschenkel im Vishnu Mudra, indem du deinen Zeigefinger und Mittelfinger zusammenbringst. Hebe die rechte Hand zur Nase. Schließe mit dem rechten Daumen das rechte Nasenloch und atme durch das linke Nasenloch 4 Sekunden lang ein. Fülle die Lungen zu etwa ¾. Schließe dann beide Nasenlöcher mit Daumen und Ringfinger und halte die Luft 4 Sekunden lang an. Öffne das rechte Nasenloch und atme durch das rechte Nasenloch 4 bis 8 Sekunden lang aus. Halte weiter das linke Nasenloch geschlossen und atme durch das rechte Nasenloch 4 Sekunden lange ein. Schließe beide Nasenlöcher und halte die Luft wieder für 4 Sekunden an. Öffne das linke Nasenloch und atme 4 bis 8 Sekunden lang durch das linke Nasenloch aus. Das war eine Runde. Fahre jetzt für ca. 5 Minuten oder 10 bis 20 Runden mit dieser Übung fort. Wenn du am Ende angekommen bist, spüre nach.

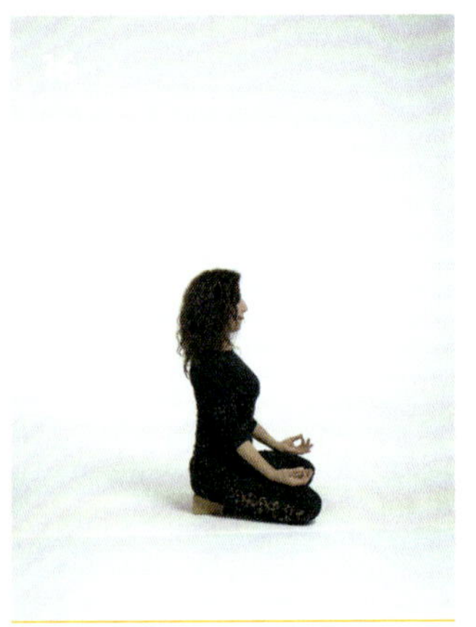

Diese Übung beruhigt deinen Geist und schafft einen mentalen Ausgleich. Sie ist eine sehr gute Vorbereitung für die anschließende Meditation.

16 SUKHASANA - DER MEDITATIONSSITZ

Sitze aufrecht und mit geradem Rücken. Beobachte hier in dieser Übung deinen Atem und sei ganz im Hier und Jetzt. Beobachte deinen Atem, wie er hinein- und hinausströmt.

Verbinde dich mit der Instanz in dir, die immer präsent und achtsam ist.

Wenn dich etwas ablenkt, kehre immer wieder zu deiner Atembeobachtung zurück. Gib dich ganz dem Augenblick im Hier und Jetzt hin. Verweile in der Meditation für ca. 10 Minuten. Öffne anschließend deine Augen und komme wieder ganz im Hier und Jetzt an.

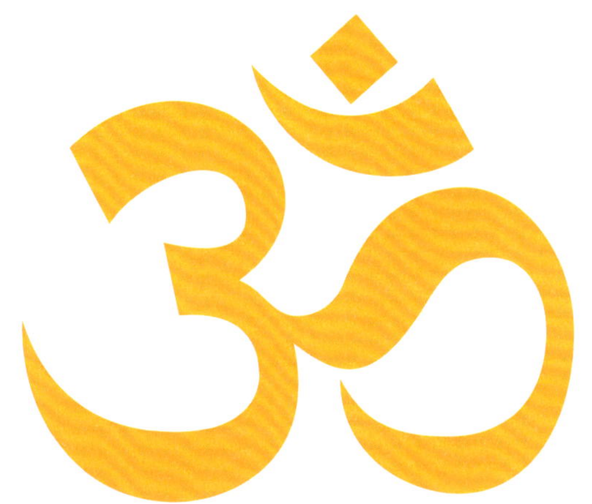

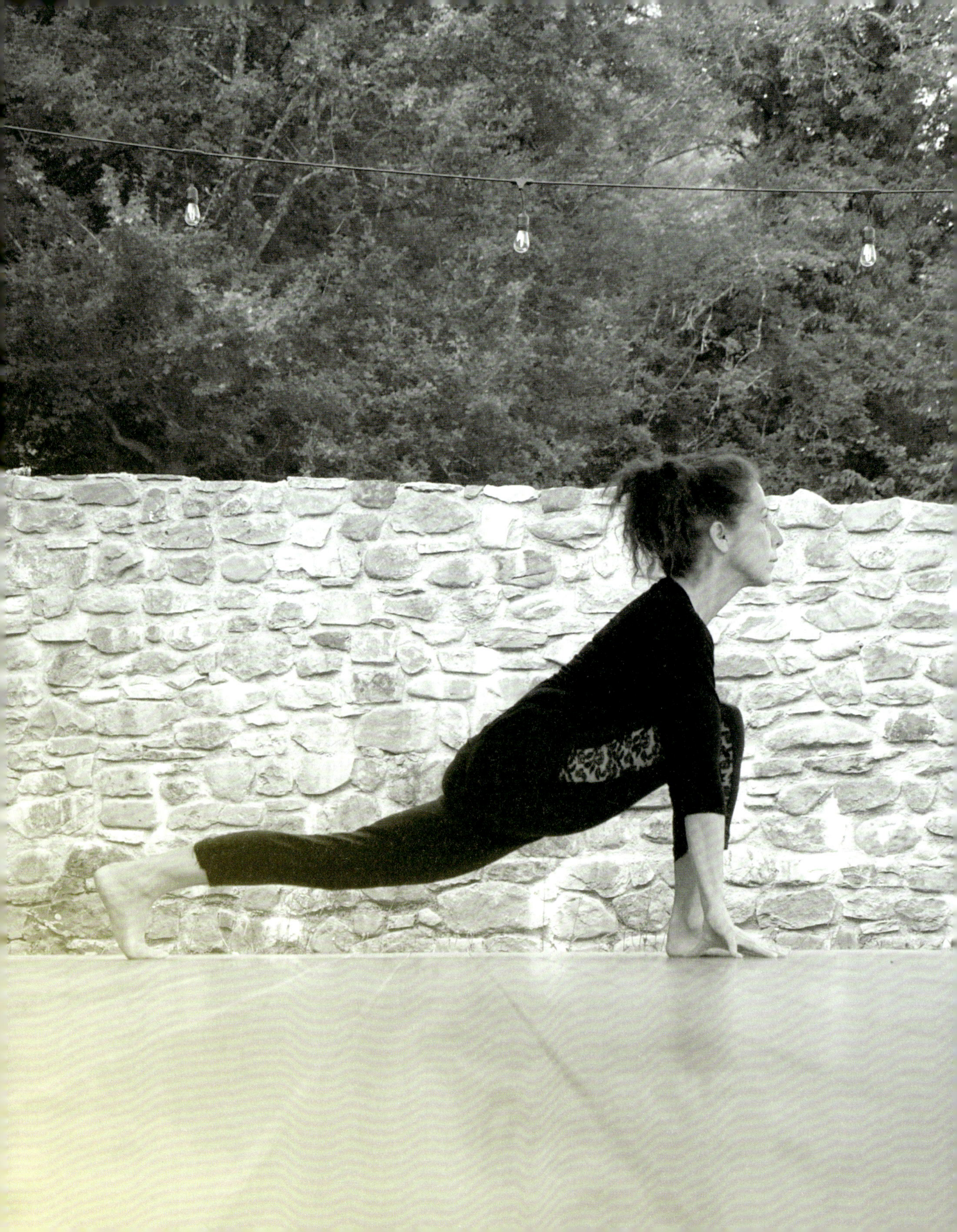

ENTDECKE
DEINE WAHRE NATUR

„Ich habe einen Körper, aber ich bin nicht mein Körper.
Ich habe Gefühle, aber ich bin nicht meine Gefühle.
Ich habe Wünsche, aber ich bin nicht meine Wünsche.
Ich habe einen Geist, aber ich bin nicht mein Geist.
Ich bin ein Zentrum aus reinem Bewusstsein."

Roberto Assagioli[22]

Wenn du den Punkt erreicht hast, an dem der innere Monolog zeitweise aufhört, dein Denken zu dominieren, kannst du ganz in Achtsamkeit Platz nehmen in dir. Auf dieser neuen Stufe kann dir die Meditation einen Zugang zu deiner Intuition, deinem Wesenskern, deinem Selbst verschaffen.

Die Praxis der Meditation kann in dir einen Raum erschaffen, in dem du mit deinem Wesenskern und deiner Intuition verbunden bist. Das ist der Anteil von dir, der weise und wissend, freudig und lichtvoll ist. Wenn du mit deinem Wesenskern verbunden

---

[22] Roberto Assagioli: The Act of Will. Appendix I (Übersetzung aus dem englischen Original durch die Autorin)

bist, findet Selbsterkenntnis statt, dann weißt du um deine Ressourcen und dann lässt du dich von deiner inneren Stimme leiten. Das ist diese leise Stimme, die uns 24 Stunden am Tag zur Verfügung steht, wenn wir sie wahrnehmen. Doch können wir sie nicht wahrnehmen, wenn unser Geist überfüllt ist mit Eindrücken und Gedanken, wenn unser Denken wie im Hamsterrad unterwegs ist. Die innere Stimme kann uns ein Wegweiser sein, wenn wir sie wahrnehmen. Dies kannst du erfahren, wenn deine Gedanken in den Hintergrund treten. Wenn du dir erlaubst, die feinen Impulse wahrzunehmen und sie in den Ausdruck zu bringen, wirst du mit deinem Potenzial in Berührung kommen und dieses Potenzial in die Umsetzung bringen.

Wir sind oft im Alltag unbewusst unterwegs, wir befinden uns sozusagen im Autopilot-Modus. Es gibt keinen freien Willen in der Unbewusstheit, denn das heißt, dass du deine Entscheidungen unbewusst triffst. Bist du aber mit deinem Wesenskern im Kontakt, kannst du ein selbstbestimmtes Leben führen. Dann können äußere Umstände und Personen nicht mehr über dich bestimmen und du bist in deiner Schöpferkraft angekommen.

Im Chinesischen gibt es das Schriftzeichen Guan, übersetzt bedeutet es „die Betrachtung" und es heißt gleichzeitig auch „der Anblick".[23] Dieses Zeichen hat eine tiefere Bedeutung: Wenn du in der Meditation in Kontakt mit deinem inneren Selbst bist, erzeugst du eine Resonanz im Außen, die wie ein Licht ausstrahlt und eine positive Außenwirkung auf deine Mitmenschen hat. Beobachte deshalb die Wirkung deiner Meditation auf deine Umgebung.

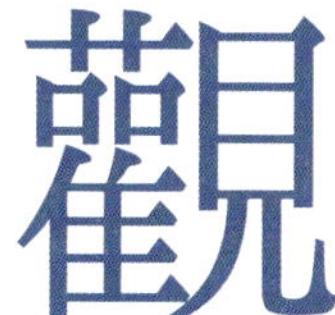

Guan – die Betrachtung, der Anblick

Je mehr du beginnst, deine wahre Natur zu entdecken und zu leben, umso mehr bist du gefordert, Gewohnheiten, die nicht mehr zu dir gehören, über Bord zu werfen und sie durch neue förderlichere Gewohnheiten, die deinem neuen Bewusstsein entsprechen, zu ersetzen. Das bezieht sich zum Beispiel auf die Gewohnheit, jeden Tag zu meditieren. Um sich auf neue Gewohnheiten wirklich einzulassen, gilt es, eine Entscheidung zu treffen und dafür eine Motivation zu entwickeln, die größer ist als deine alten Gewohnheiten, die dich davon abhalten, das Neue aktiv zu tun. Wenn du dein Denken öffnest und beginnst, Raum für das Unbekannte in deinem Leben zu schaffen, öffnest du in dir den Raum für etwas Neues. Hier bedarf es der Absichtslosigkeit und der Begeisterung, um den Raum für dieses Neue in deinem Leben zuzulassen.

An diesem Punkt wird das in den vorherigen Kapiteln dargestellte Narrativ der Resilienzfaktoren, wie wir sie aus der Literatur kennen, transzendiert. Hier verlässt du den dir bekannten und geläufigen Lebensbereich und gehst einen Schritt weiter in einen schöpferischen, kreativen Raum. Du bereitest damit einen Raum für neue Möglichkeiten in deinem Leben.

[23] *vgl. dazu Richard Wilhelm: I Ging – Das Buch der Wandlungen*

Das Feld der Möglichkeiten

„Vor langer Zeit erkannte der Mensch, dass alle wahrnehmbare Materie von einer urersten Substanz oder nicht wahrnehmbaren Feinheit kommt, die den ganzen Raum erfüllt, dem Akasha oder leuchtenden Äther, innerhalb dessen das Leben spendende Prana, die schöpferische Kraft, wirkt, die alle Dinge und Phänomene in niemals endenden Zyklen ins Leben ruft."

Nikola Tesla

Wenn du in deiner Meditation ganz klar und bewusst ohne Gedanken verweilen kannst, kannst du dich mit dem Feld der Möglichkeiten verbinden. Energie folgt der Aufmerksamkeit, das bedeutet, dass wir das anziehen bzw. uns mit dem verbinden, worauf unsere Aufmerksamkeit gerichtet ist.

Durch Meditation können wir uns mit dem Feld der Möglichkeiten, dem Morphischen Feld[24] bzw. Quantenfeld[25], verbinden. Was ist nun dieses Feld der Möglichkeiten? Das Feld der Möglichkeiten ist ein unendliches Feld voller Energie und voller Potenzial, das jenseits der physischen Welt und jenseits unserer Sinne existiert. Auf dieser Ebene existieren keine Materie und kein Zeitempfinden. Der einzige Weg, sich für das Feld der Möglichkeiten zu öffnen, führt über das Bewusstsein, über den wachen, klaren Geist. Wenn du in der Meditation im gegenwärtigen Augenblick aufmerksam, aber ohne Inhalte verweilst, verbindet sich dein Bewusstsein mit dieser höheren Informationsebene.

> In tiefer Meditation bist du einfach ein Bewusstsein,
> dass ein Feld von unendlichen Möglichkeiten betrachtet.

Du befindest dich im gegenwärtigen Augenblick, mit all dem, was im Feld der Möglichkeiten existiert. Die Energie dieses Feldes der Möglichkeiten steht zur Verfügung, wenn du kreativ etwas aus dem Nichts schöpfen willst. Und je länger du mit deinem Bewusstsein in diesem Bereich der Möglichkeiten verweilst, desto mehr kannst du einen Raum für neue Denkweisen, neue Perspektiven und neue Möglichkeiten in deinem Leben schaffen. Dann kannst du dich voller Vertrauen deiner inneren Führung überlassen, in der tiefen Gewissheit, dass dein Wesenskern zu deinem höchsten Wohl handelt und durch dich hindurch in der Außenwelt wirkt.

Wie kann man diese potenziellen Möglichkeiten in die Realität umsetzen? Hierfür braucht es ein klares Ziel. Wie man ein klares Ziel detailliert beschreibt, wurde in Kapitel 7 gezeigt. Die Visualisierung dieses Ziels sollte von einem starken positiven Gefühl begleitet werden. Eine starkes positives Gefühl kann aufgeregte Freude oder Dankbarkeit, Ehrfurcht oder Staunen sein. Und dann kannst du erleben, wie gut sich das anfühlt. Je stärker die Gefühle sind, desto größer ist die Energie, die du ausstrahlst, und desto mehr Einfluss wirst du als Resonanz auf die Außenwelt haben. Wenn es eine Schwingungsresonanz zwischen deiner Energie und einem Potenzial gibt, das bereits im Feld der Möglichkeiten existiert, kannst du dies als neue Erfahrung zu dir hinziehen. Und je stärker diese Energie ist, desto kürzer ist die Zeit, die es für die Manifestation im Leben benötigt.

[24] *siehe dazu Rupert Sheldrake: Das schöpferische Universum – Die Theorie des morphogenetischen Feldes*

[25] *siehe dazu Dr. Joe Dispenza: Werde übernatürlich – Wie gewöhnliche Menschen das Ungewöhnliche erreichen*

Ausklang: Erfüllung in der Einfachheit finden

„Schau dir einen Baum, eine Blume, eine Pflanze an.
Lass dein Gewahrsein darauf ruhen.
Wie still sie sind, wie tief sie im Sein wurzeln.
Lass zu, dass die Natur dich die Stille lehrt."

Eckhart Tolle[26]

Manchmal erscheint uns unser Leben zu aktiv, zu anstrengend, zu erschöpfend zu sein. Der Blick ist dann auf die Aktivitäten, die Hindernisse und das Müssen gerichtet. An dieser Stelle bietet es sich an, Einkehr zu halten in der Einfachheit des Seins. Einfachheit gibt uns die Kraft und Energie, uns unseres reinen Menschseins und der damit verbundenen Herausforderungen zu erfreuen.

Wie kann man Erfüllung in der Einfachheit finden? Wenn wir nach unserer Reise durch all die verschiedenen Aspekte der Resilienz im Ausdruck unseres Wesenskerns angekommen sind, ist es wunderschön, sich erfüllen zu lassen von einer Einfachheit des Seins im Innen und im Außen, Einfachheit gepaart mit dem freudvollen Genuss der Leichtigkeit und Lebensfreude. So können wir unsere Herausforderungen leichter bewältigen und Erkenntnisse und Lebensweisheit für uns gewinnen.

[26] *Eckhart Tolle: Stille spricht, S. 13*

Es geht dabei um einen Perspektivwechsel: Auf was richten wir unseren Blick? Richtet er sich auf die Quantität oder auf die Qualität unseres Tuns und Seins?

Die Einfachheit ist es, die uns lehrt, das Leben zu schätzen. Es hängt nur von den Umständen ab. Manchmal braucht es nicht viel. In der Wüste zum Beispiel sind wir dankbar für ein reines Glas Wasser. Oder wir betrachten einen klaren Bergfluss, bei dem wir bis zum Boden schauen können und den kleinsten Stein am Boden erkennen. Bringe diese Qualität, diese Klarheit in dein Leben hinein! Es geht letztlich darum, einfach nur da zu sein.

So erlaube dir an dieser Stelle, Ja zu sagen zu deinem Leben! Nimm dein Leben in die Hand! Führe dich selbst! Hole dir im Außen die Hilfen, die du brauchst. Suche die Orte auf, die für dich förderlich sind, und gehe ganz in deinem Tun auf, mit all dem, was du bist. Liebe und schätze deine Arbeit, dein Haus/deine Wohnung, die Menschen, mit denen du bist, und die Straße, in der du wohnst. Bejahe dich selbst mit all den Aspekten, die in dir sind, denn:

Das bist du.
Tat twam asi.

ANHANG

Wie du dieses Arbeitsbuch für dich verwenden kannst

Übe jedes Asana für die Dauer von 3 bis 4 Atemzügen. Die Intensität kann durch längeres Halten (bis zu 12 Atemzügen) gesteigert werden. Du hast die Möglichkeit, dieses Arbeitsbuch für deine gegenwärtige Situation zu nutzen, um auf deine Art und Weise über einzelne Aspekte der Resilienz zu reflektieren.

Themenzentriertes Wochenprogramm

Zum Beispiel Akzeptanz: Wenn du wahrnimmst, dass dir das Thema Akzeptanz immer wieder im Außen begegnet und es dir schwerfällt, Akzeptanz zu leben, solltest du dieses Thema für eine Woche in deinen Fokus nehmen und dir folgende Fragen stellen: „Was bedeutet für mich Akzeptanz? Wie gehe ich im Alltag damit um? Wie reagiere ich geistig und körperlich auf Situationen, die von mir Akzeptanz erfordern?"

Lerne, dich dabei zu beobachten, wie du reagierst, und versuche dein Reaktionsmuster zu erkennen. Als nächsten Schritt frage dich, welche Einstellung hilfreich ist, um Akzeptanz leben zu können, wenn etwas tatsächlich nicht zu ändern ist. Bleibe für mehrere Tage bis zu einer Woche bei diesem Thema und du wirst merken, wie die Achtsamkeit und Aufmerksamkeit für diesen Aspekt der Resilienz in dir geschult und geübt wird. Du lernst deine Gedanken- und Reaktionsmuster besser kennen. Du kannst dir bewusst machen, wie du dein konditioniertes Verhalten im Alltag unreflektiert auslebst. Und du kannst in dieser Zeit eine andere, neue Sichtweise in dir etablieren und deine Erkenntnisse integrieren und umsetzen.

Acht-Wochen-Programm

Eine weitere Möglichkeit besteht darin, die einzelnen Aspekte der Resilienz systematisch zu bearbeiten, indem du einen Aspekt jeweils für eine Woche im Fokus hast und die zugehörige Asana-Reihe für dich übst. Übe dafür am besten vorab eine der unten aufgeführten Anleitungen zum Sonnengruß, um dich aufzuwärmen.

Dein Geist und deine Außenwelt werden dir die Themen zeigen, an denen du arbeiten kannst. Schreibe dir täglich deine Erkenntnisse auf, ohne sie zu werten und zu beurteilen. Reflektiere am Ende der Woche über die Erkenntnisse, die du in der Zeit gewonnen hast. So kannst du alle Aspekte der Resilienz nach und nach für dich erfahren und auf diesem Weg der Erkenntnis entwickeln.

Acht-Tage-Intensiv-Programm

Betrachte jeden Tag einen anderen Resilienzfaktor. Lese das jeweilige Kapitel aus dem Buch und mache dir Gedanken zu dem jeweiligen Fragen. Übe zum Abschluss die jeweilige Yogasequenz.

Schultergruß und Sonnengruß

Der Schultergruß

Der Schultergruß ist eine Übungsreihe, um den Schulterbereich und das Herz zu öffnen. Diese Übungen geben ein Gefühl von Weite und helfen, mit sich selber gut in Verbindung zu sein, Selbstvertrauen aufzubauen und offen zu sein für den eigenen Lebensweg.

1 Komme in eine stehende Position auf deiner Yogamatte. Deine Füße sind parallel zueinander. Bringe deine Hände vor deinem Herzen in Anjali Mudra.
2 Die Ellenbogen sind parallel zum Boden. Drehe deine Hände so, dass die Fingerspitzen nach vorne zeigen.
3 Strecke mit der Einatmung die Arme in Höhe deiner Schultern seitlich nach links und rechts aus.
4 Spüre die Weite, spüre die Öffnung. Die Basis ist ganz stabil. Beuge nun mit der Ausatmung sanft die Knie und fasse hinter dem Rücken deine Unterarme.
5 Der Oberkörper bleibt gerade aufgerichtet, das Kinn herangezogen. Strecke einatmend die Arme durch und bringe gleichzeitig die Schulterblätter hinten zusammen.
6 Der Kopf geht sanft in den Nacken. Komme mit der Ausatmung in die stehende Vorwärtsbeuge.
7 Die Hände bleiben hinter dem Rücken gefaltet. Der Kopf hängt entspannt, die Schultern sind geöffnet. Löse dann mit der Einatmung die Arme und bringe sie in einem weiten Bogen über die Seiten nach vorne; die Knie sind dabei gebeugt.
8 Sinke jetzt langsam in Utkatasana hinein.
9 Komme dann zurück in den Stand. Strecke dich weit nach hinten.
10 Spüre auch hier die Stabilität und Weite in Schultergürtel und Brustkorb. Senke nun ausatmend die Arme ins Anjali Mudra vor deinem Herzen.
Beginne mit der Reihe von vorne. Übe 10 Runden.

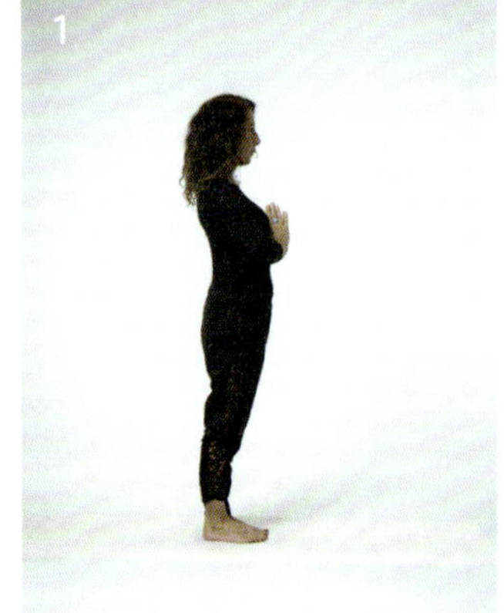

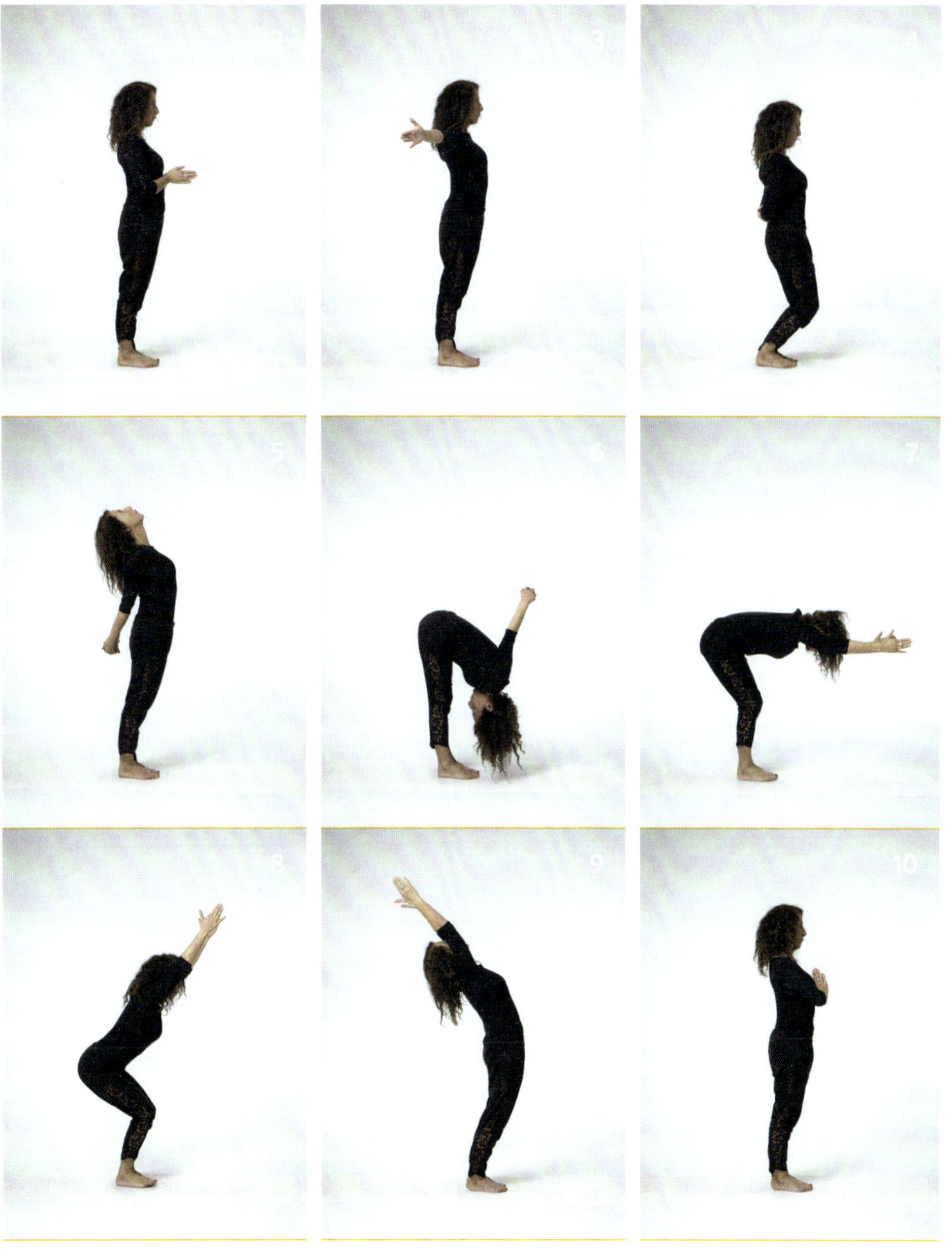
2
3
4
5
6
7
8
9
10

Der vielfältige Sonnengruß

Du kannst den Sonnengruß (Surya Namaskar) durchführen, wenn du Lust hast auf Bewegung und gern deinen Körper aktivieren möchtest. Der Sonnengruß gibt dir Flexibilität, Kraft und Energie und löst Spannungen. Selbstvertrauen und Optimismus werden gestärkt. Es lohnt sich, den Sonnengruß am Morgen für 6 bis 12 Runden zu üben, um kraftvoll in den Tag zu starten.

1. Der Sonnengruß für Anfänger, Figuren siehe Seite 176

1. Komme in Tadasana; die Füße sind parallel zueinander. Die Arme sind seitlich an deinem Körper, der Kopf ist mittig ausgerichtet, deine Schultern streben sanft weg von den Ohren.
2. Bringe mit der Ausatmung deine Hände vor deinem Herzen in Anjali Mudra.
3. Strecke einatmend die Arme sanft nach oben. Werde aus den Flanken ganz lang. Dehne dich aus den Brustwirbeln leicht nach hinten und öffne dich.
4. Komme ausatmend tief in die stehende Vorwärtsbeuge; die Fingerspitzen sind dabei an den Außenseiten deiner Füße.
5. Der Kopf, der Nacken und die Schultern sind ganz entspannt. Bringe dann mit der Einatmung das rechte Bein nach hinten, mit dem Fußrücken am Boden, und komme so in die Haltung des Sprinters.
6. Dein Kopf ist in der Verlängerung der Wirbelsäule. Halte hier für einen Augenblick den Atem an und bringe dann ausatmend das linke Bein nach hinten, mit dem Fußrücken am Boden. Du bist jetzt im Vierfüßlerstand, die Handgelenke sind unter deinen Schultern.
7. Fließe dann ausatmend in den Katzenbuckel hinein und
8. einatmend in den Sattelrücken.
9. Bringe von hier aus dein Gesäß dann mit der Ausatmung auf die Fersen und die Stirn zum Boden; die Arme sind nach vorn hin ausgestreckt. Komme mit der nächsten Einatmung zurück in den Vierfüßlerstand.
10. Dein rechtes Bein geht nach vorne zwischen die Hände und du kommst wieder in den Sprinter.
11. Bringe ausatmend den linken Fuß nach vorne und komme in die stehende Vorwärtsbeuge.

12 Richte dich einatmend mit dem Oberkörper auf und dehne dich aus den Brustwirbeln nach hinten; die Arme sind weit nach oben ausgestreckt.
13 Kehre ausatmend zurück in Anjali Mudra
14 Senke dann die Arme in Tadasana. Fahre fort mit dem Seitenwechsel: Bringe jetzt das linke Bein nach hinten in den Sprinter usw.

2. Der klassische Sonnengruß, Figuren siehe Seite 178

1 Komme in Tadasana; die Füße sind parallel zueinander. Die Arme sind seitlich an deinem Körper, der Kopf ist mittig ausgerichtet.
2 Bringe mit der Ausatmung deine Hände vor deinem Herzen in Anjali Mudra. Achte darauf, dass deine Ellenbogen parallel zum Boden sind. Hebe mit der Einatmung deine Arme über den Kopf.
3 Strecke dich lang nach oben und aus den Brustwirbeln sanft nach hinten; das öffnet deinen Schultergürtel und dehnt sanft deinen Brustkorb.
4 Komme ausatmend in die stehende Vorwärtsbeuge; die Fingerspitzen sind dabei an den Außenseiten deiner Füße.
5 Bringe mit der Einatmung dann zuerst dein rechtes Bein nach hinten
6 und dann auch das linke Bein nach hinten in die Planke.
7 Komme anschließend in die Kobra hinein und bleibe hier einige Augenblicke.
8 Fließe mit der Ausatmung dann in den herabschauenden Hund, sodass deine Sitzhöcker als höchste Punkte zur Decke hin streben; der Rücken ist ganz lang gezogen.
9 Mit deiner Einatmung bringe dann das linke Bein nach vorne in den Sprinter. Das rechte Bein bleibt nach hinten ausgestreckt; nur die Zehen des rechten Beines berühren den Boden.
10 Bringe mit der Ausatmung den rechten Fuß nach vorne in die stehende Vorwärtsbeuge. Strecke einatmend die Arme lang über den Kopf
11 und dann aus den Brustwirbeln sanft nach hinten; Füße und Beine sind dabei aktiv.
12 Senke ausatmend die Arme vor deinem Herzen in Anjali Mudra.
13 Löse deine Armhaltung dann auf. Fahre dann fort mit dem Seitenwechsel. Bringe jetzt das linke Bein nach hinten usw.

3. Der Sonnengruß für Fortgeschrittene, Figuren siehe Seite 180

1 Komme in Tadasana; die Füße sind parallel zueinander. Die Arme sind seitlich an deinem Körper, der Kopf ist mittig ausgerichtet.

2 Bringe mit der Ausatmung die Hände vor deinem Herzen in Anjali Mudra; die Ellenbogen sind parallel zum Boden.

3 Strecke einatmend die Arme über den Kopf nach oben in Richtung Decke und dehne dich dann aus den Brustwirbeln nach hinten.

4 Fließe ausatmend in die stehende Vorwärtsbeuge; der Kopf und die Schultern sind ganz entspannt. Die Fingerspitzen sind an den Außenseiten deiner Füße. Die Kniekehlen sind durchgestreckt. Wenn das nicht geht, kannst du deine Knie auch sanft beugen.

5 Bringe jetzt mit der Einatmung das rechte Bein durchgestreckt nach hinten. Stütze dich jetzt am linken Bein mit deinen Händen ab.

6 Bringe einatmend deine Arme nach oben Richtung Decke und dehne dich sanft nach hinten und öffne dich. Das Knie liegt nun am Boden und auch der Fußrücken liegt am Boden auf.

7 Komme dann ausatmend zurück in den Sprinter und führe das linke Bein nach hinten in die schiefe Ebene.

8 Fließe von hier in die Kobra,

9 dann weiter in den herabschauenden Hund.

10 Strecke das rechte Bein weit nach oben aus, winkle es dann mit der Ausatmung an und lege das Knie zwischen den Händen ab, sodass der rechte Fuß nach links zeigt.

11 Richte deinen Oberkörper auf für die Taube.

12 Umfasse deine Hände hinter deinem Rücken. Öffne dich im Schultergürtel; spüre im Brustkorbbereich eine sanfte Dehnung. Der Kopf fließt leicht in den Nacken. Fließe mit der Einatmung weiter in den herabschauenden Hund.

13 Bringe von dort mit der Einatmung dein linkes Bein wieder in den Sprinter nach vorne. Das rechte Bein bleibt durchgestreckt.

14 Bringe dann ausatmend den rechten Fuß nach vorne, zurück in die stehende Vorwärtsbeuge.

15 Fließe einatmend sanft nach oben und direkt in Utkatasana, den Stuhl; die Füße sind hier hüftweit auseinander und parallel zueinander, die Arme zeigen schräg nach oben, die Bauchmitte ist leicht herangezogen. Fließe einatmend dann nach oben in den Stand; die Arme sind dabei über dem Kopf.

16 Dehne dich von den Brustwirbeln aus sanft nach hinten.
17 Senke ausatmend die Arme vor deinem Herzen in Anjali Mudra.
18 Löse deine Armhaltung auf. Fahre dann fort mit dem Seitenwechsel: Bringe jetzt das linke Bein nach hinten in den Sprinter usw.

DER SONNENGRUSS FÜR ANFÄNGER

Erläuterungen siehe Seite 172

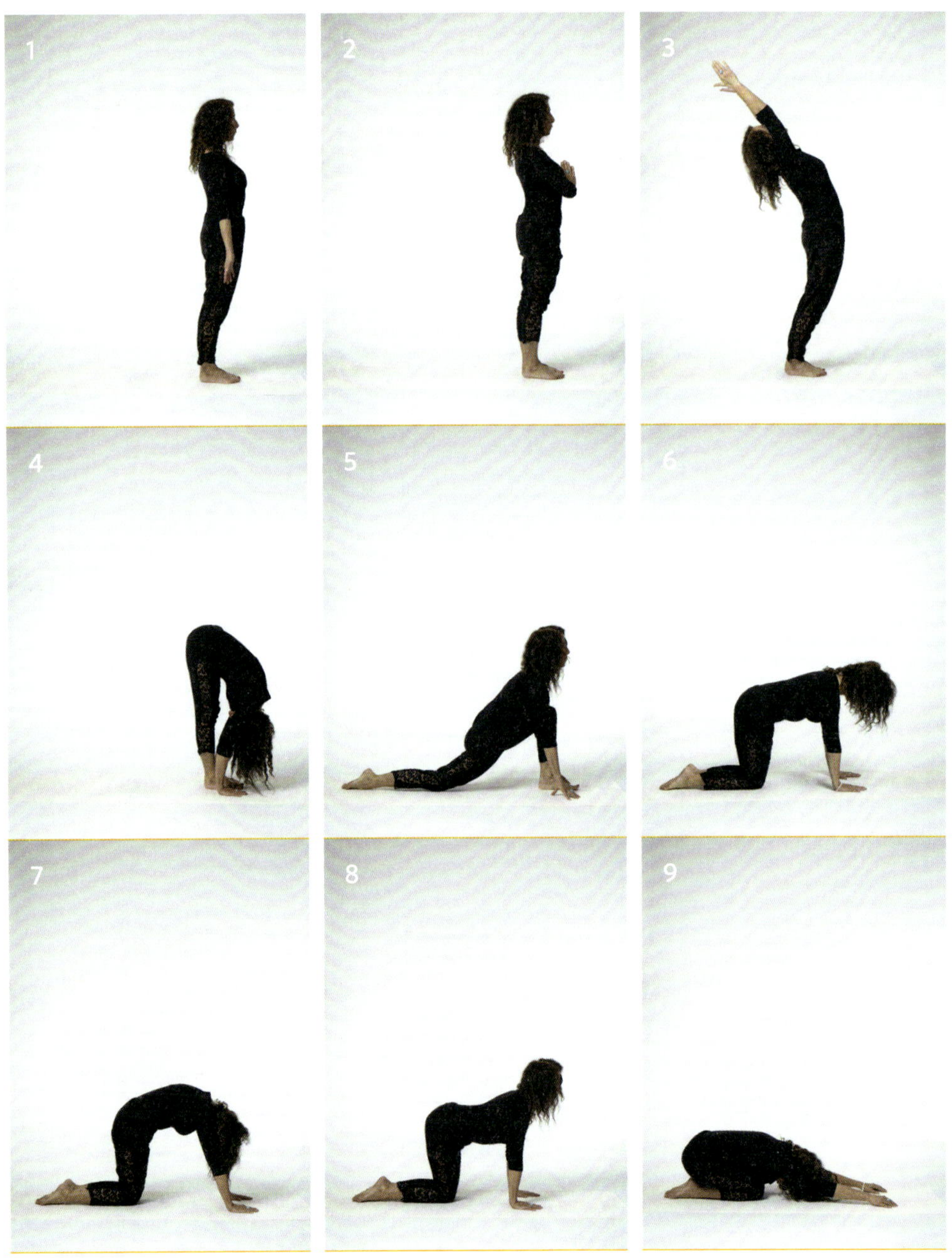

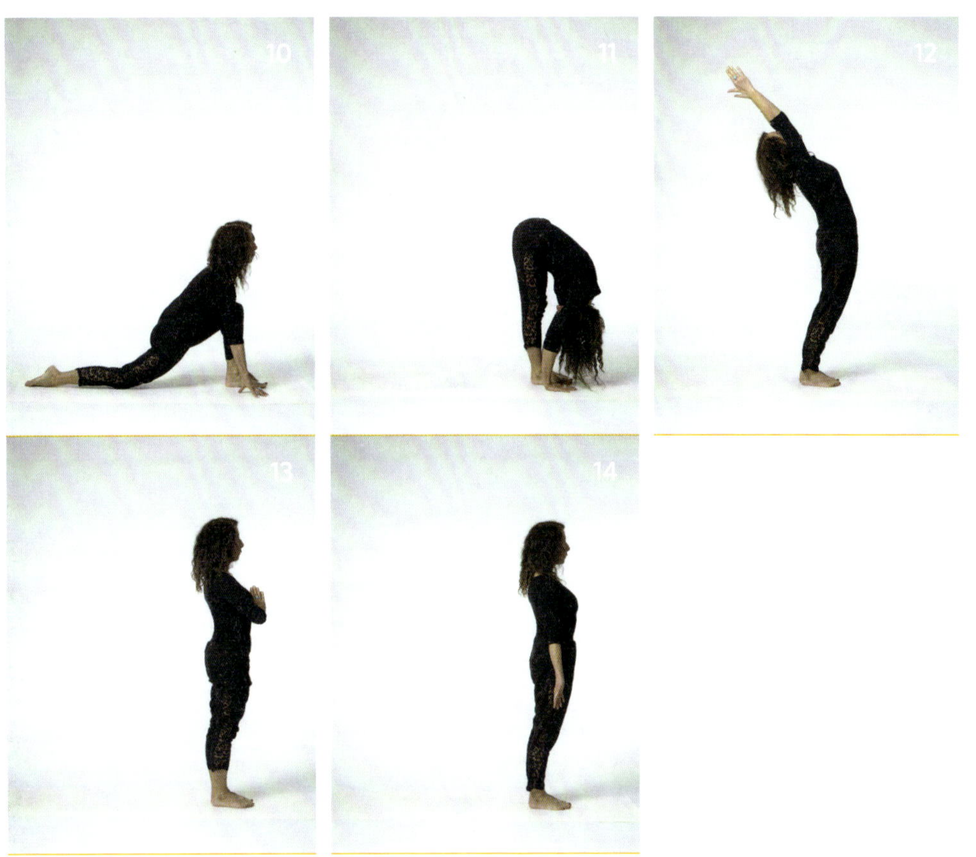
10
11
12
13
14

DER KLASSISCHE SONNENGRUSS

Erläuterungen siehe Seite 173

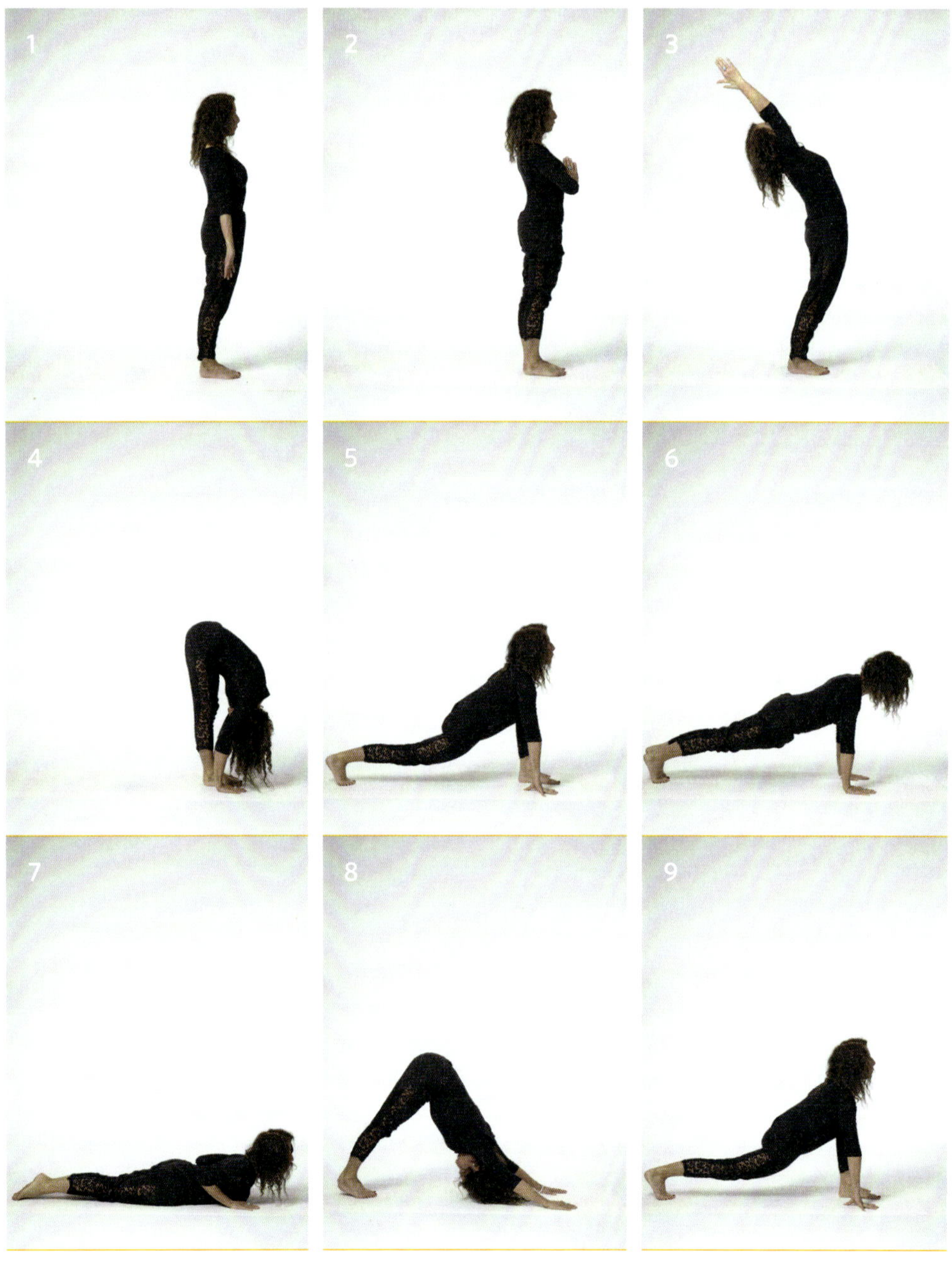

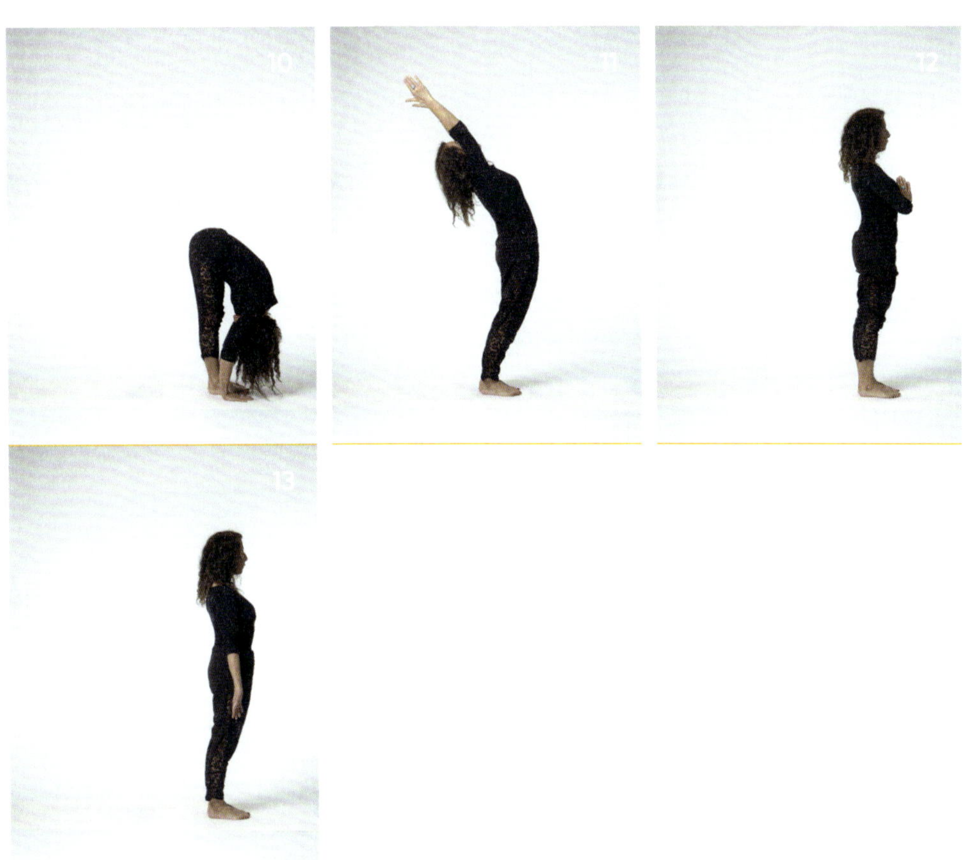
10
11
12
13

DER SONNENGRUSS FÜR FORTGESCHRITTENE

Erläuterungen siehe Seite 174

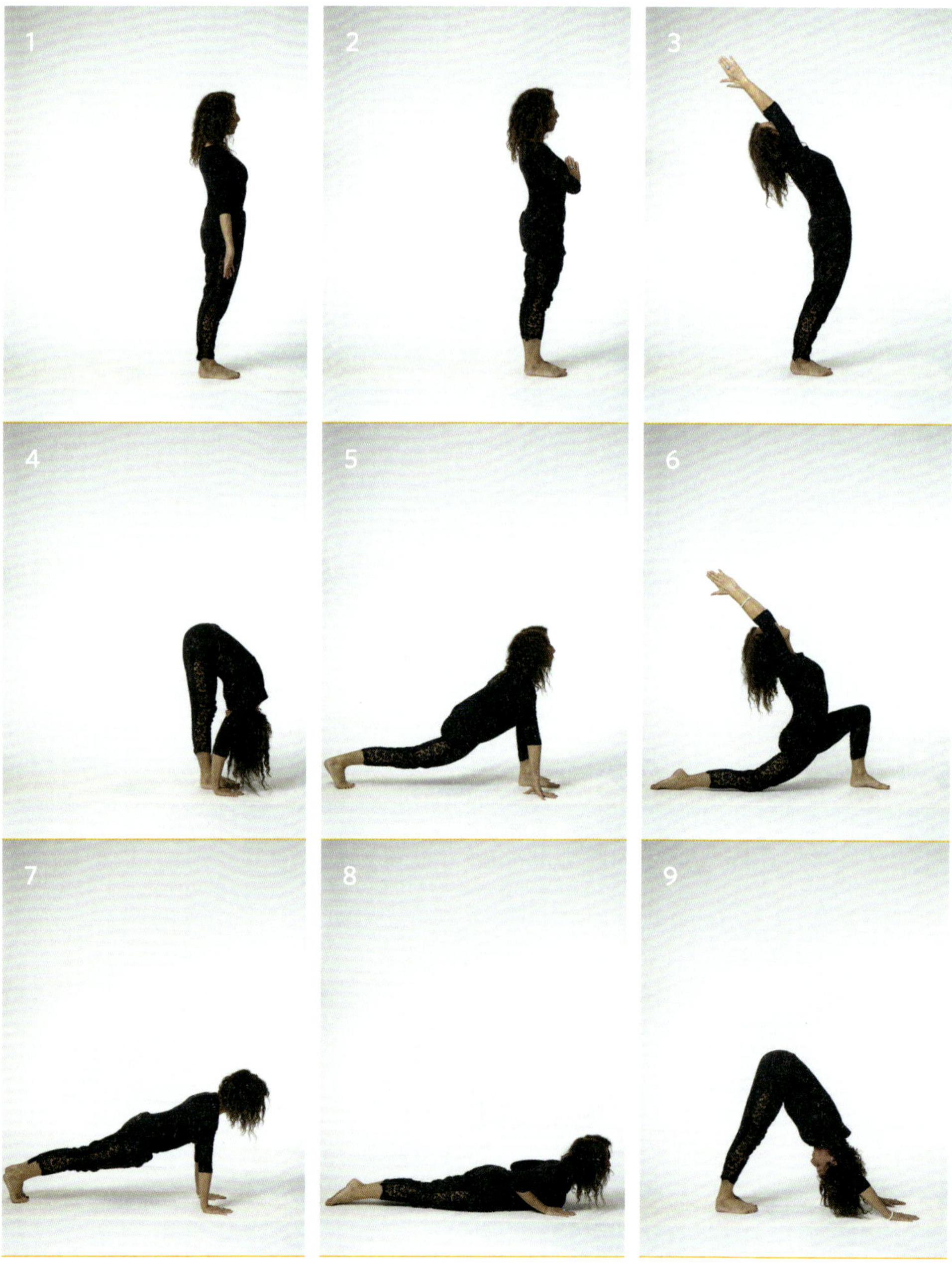

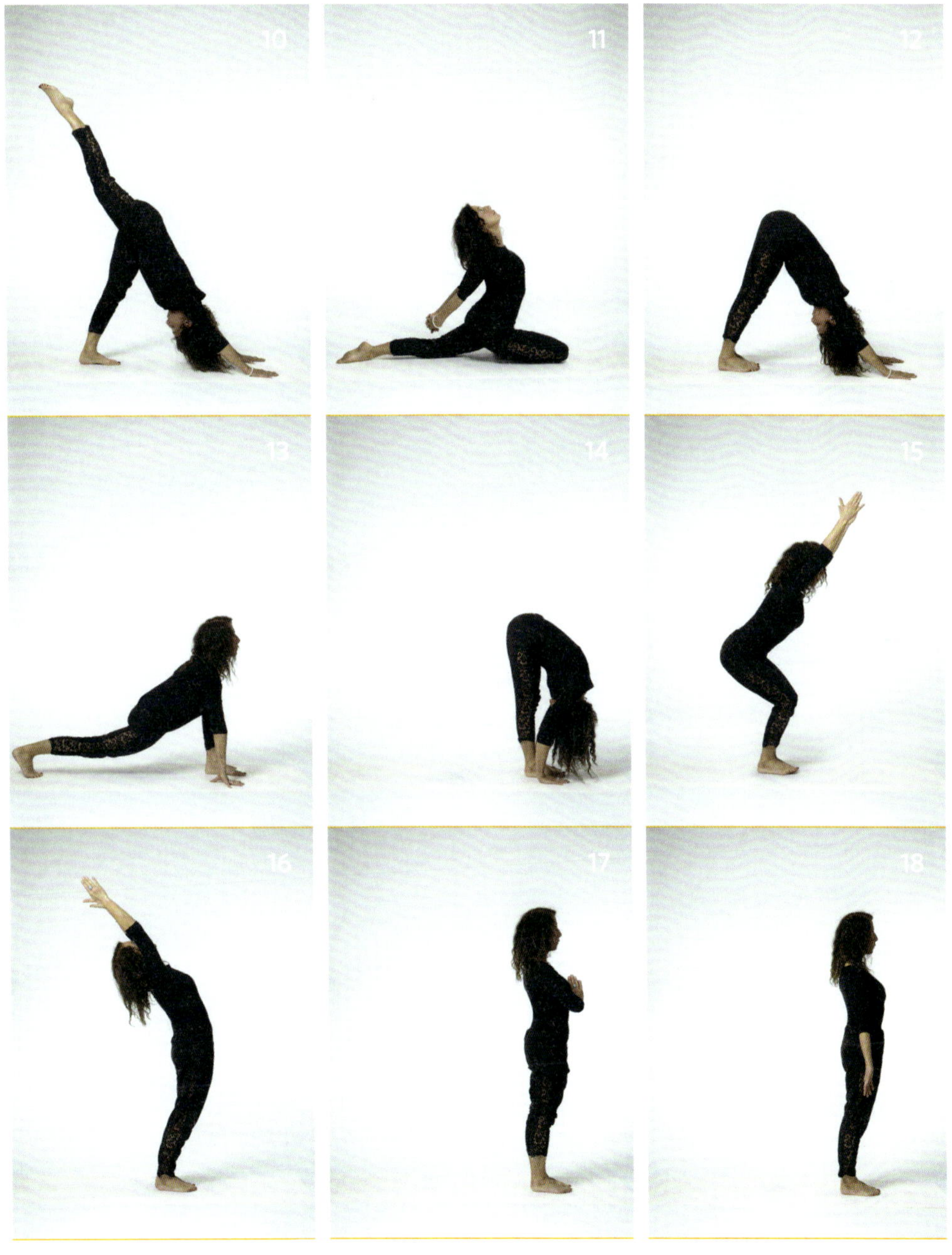
10
11
12
13
14
15
16
17
18

Yogasequenzen im Überblick

1. Yogasequenz mit dem Schwerpunkt Akzeptanz

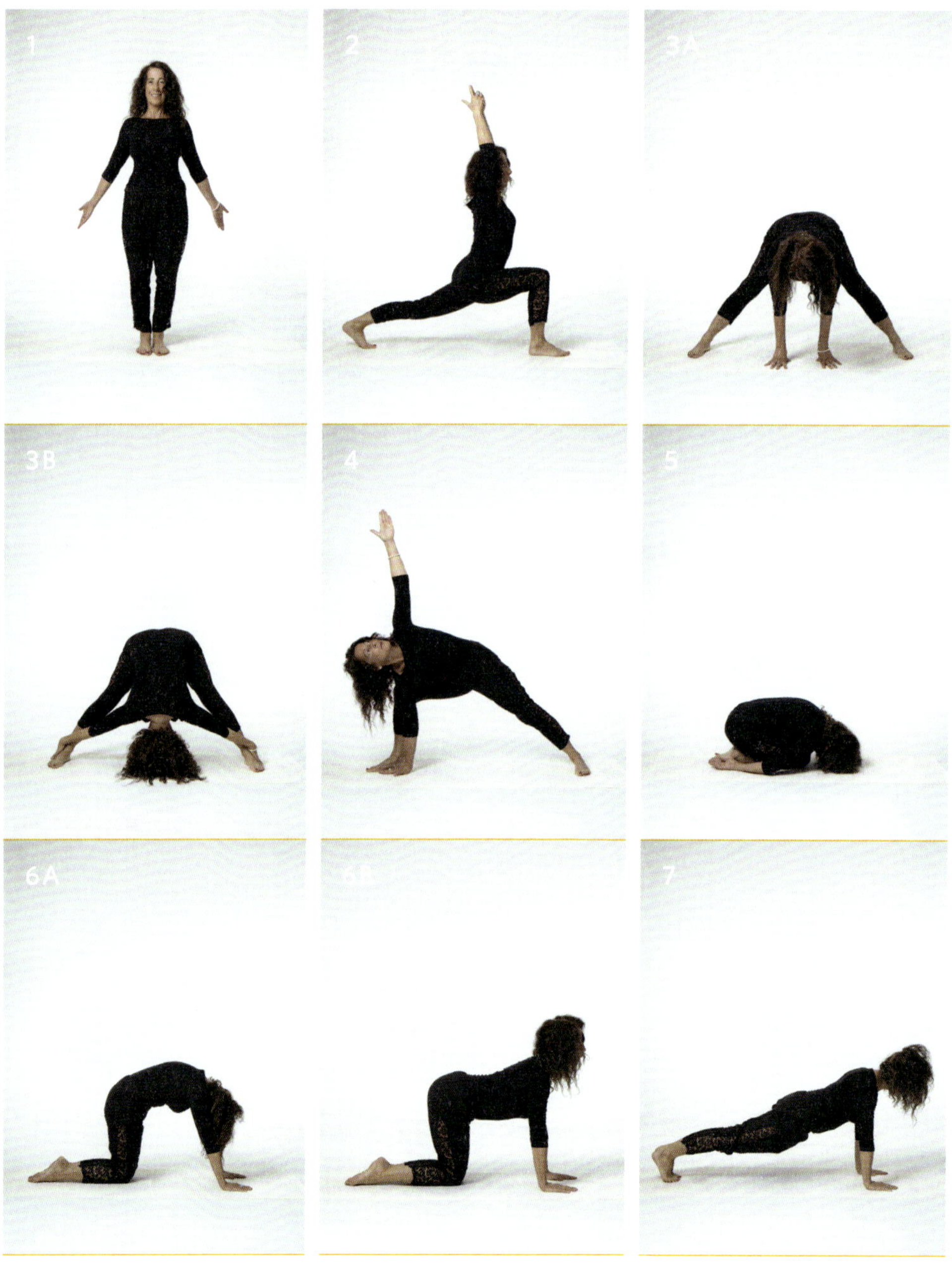

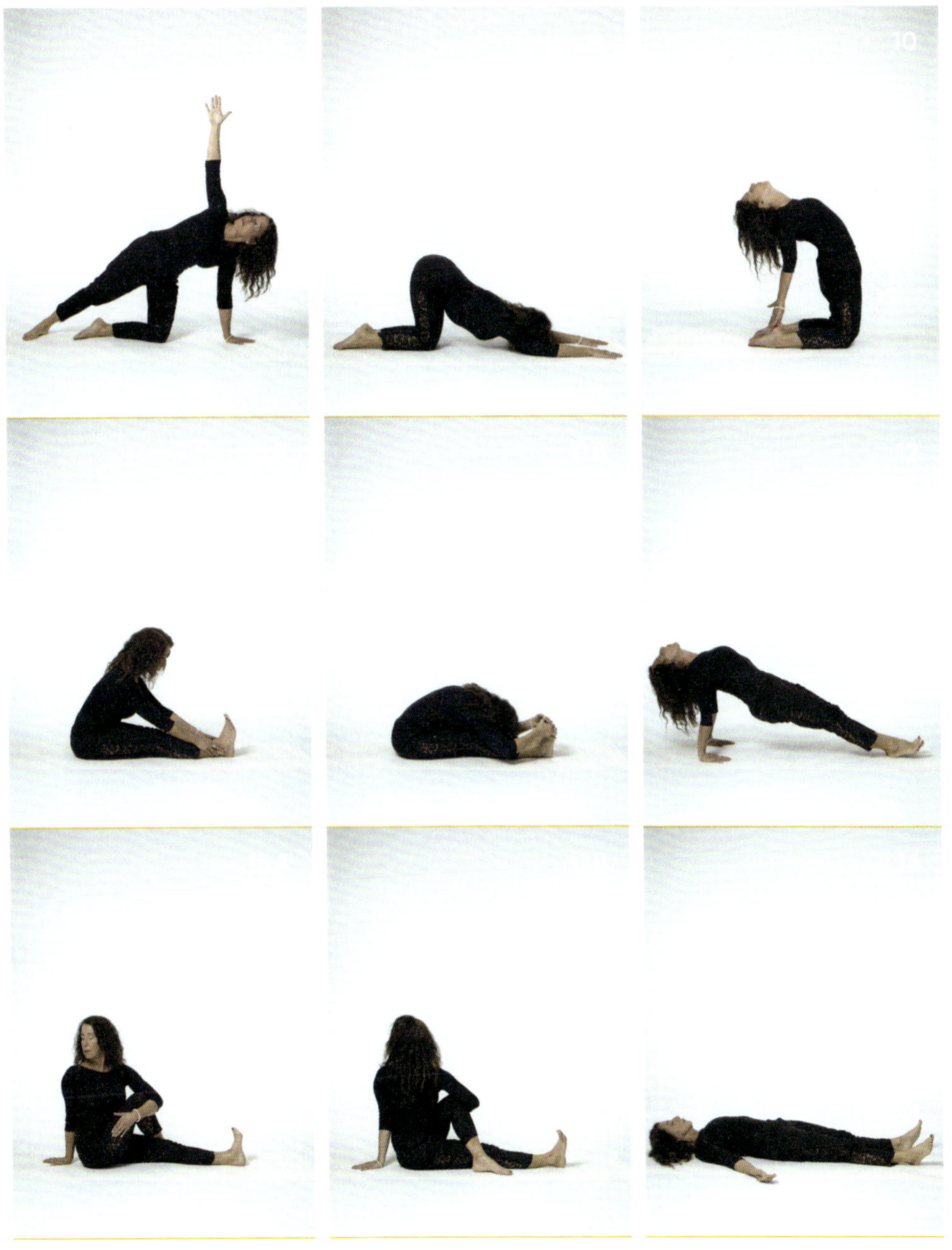
10

Yogasequenzen im Überblick

2. Yogasequenz mit dem Schwerpunkt Optimismus

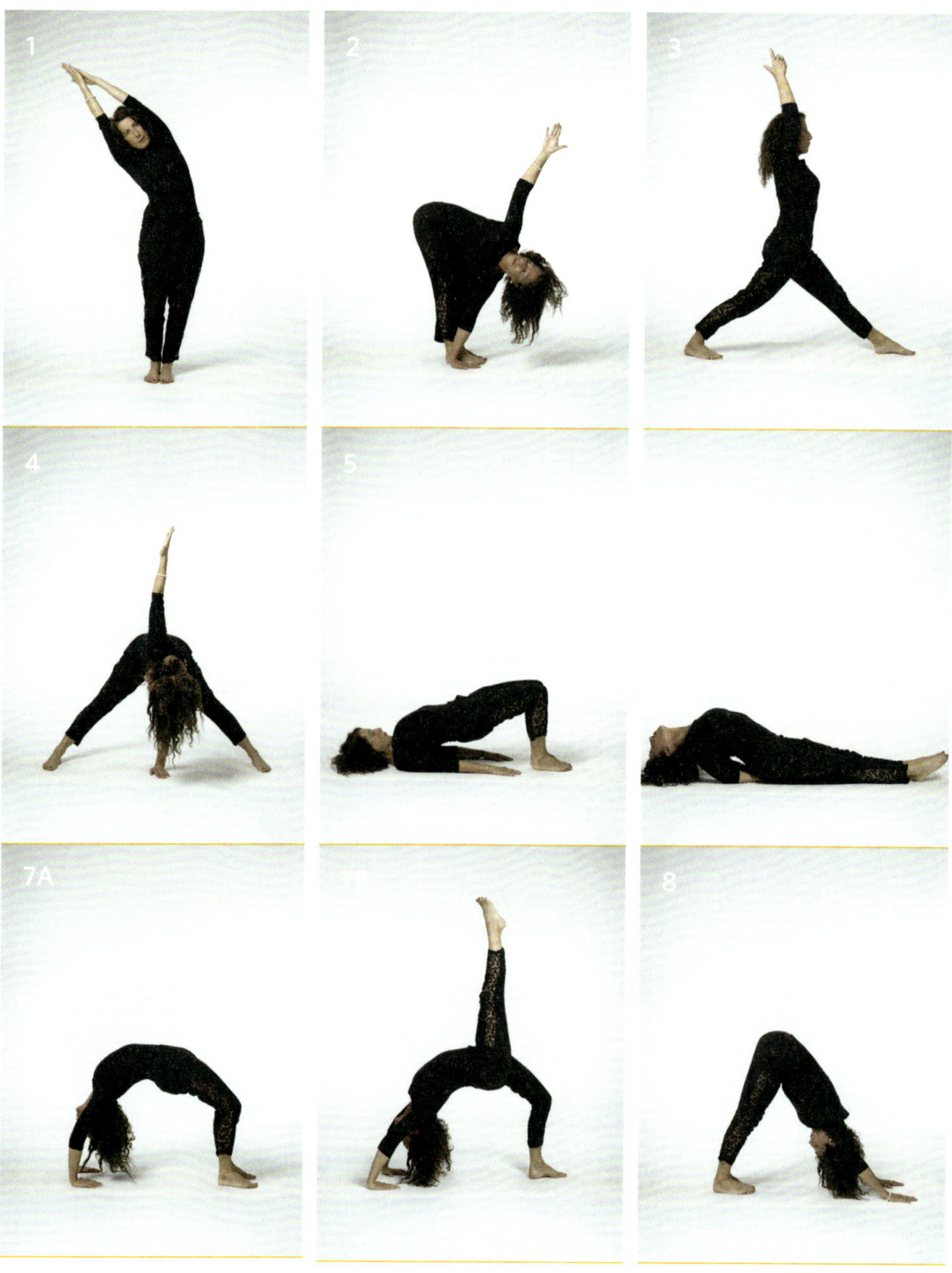

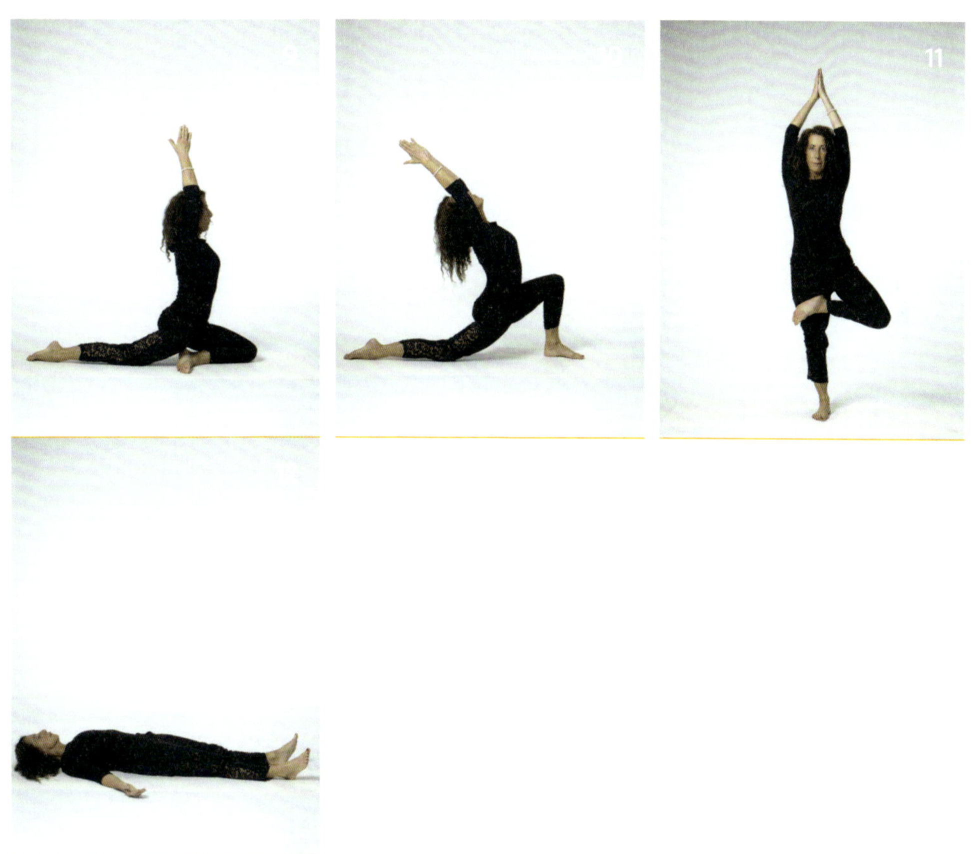
11

Yogasequenzen im Überblick

3. Yogasequenz mit dem Schwerpunkt Selbstvertrauen

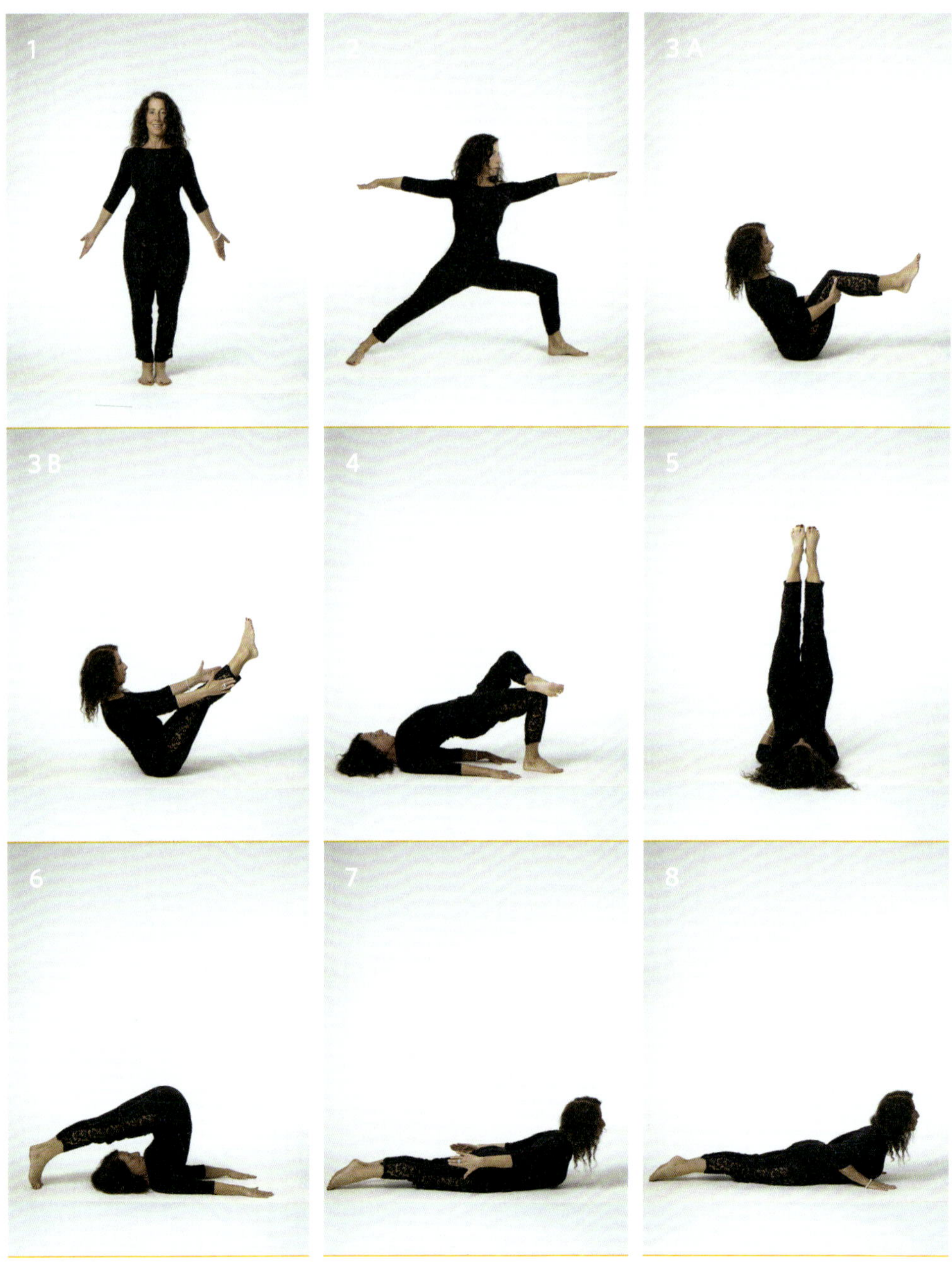

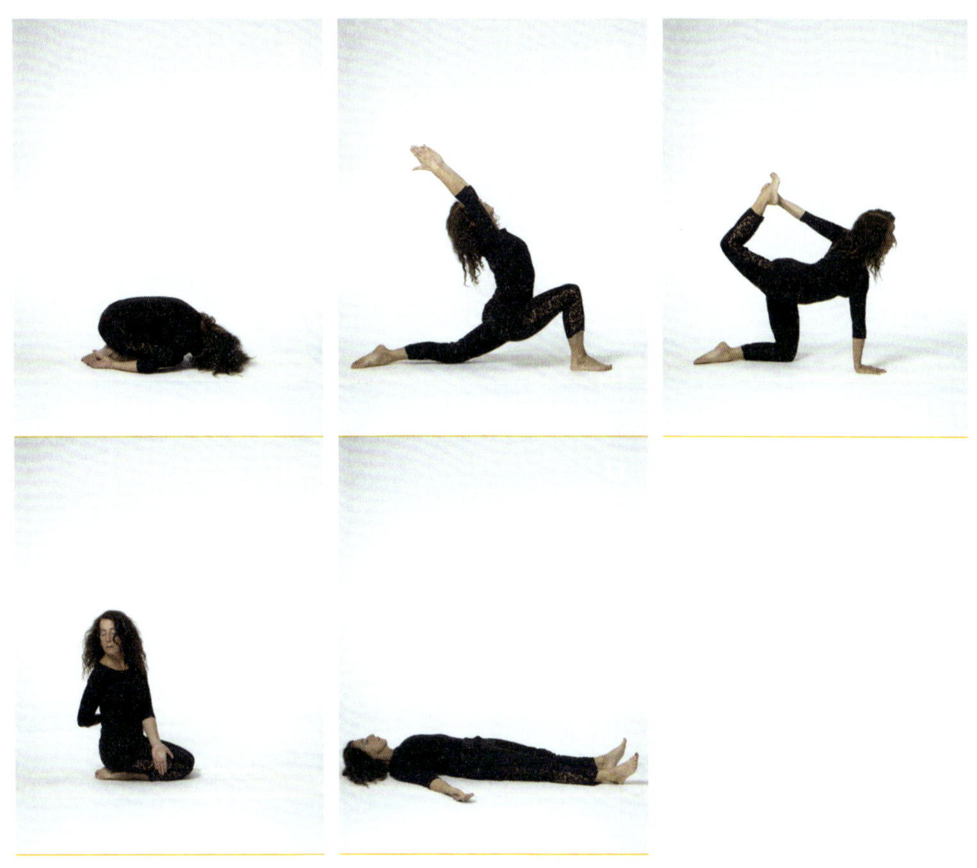

Yogasequenzen im Überblick

4. Yogasequenz mit dem Schwerpunkt Lebensfreude

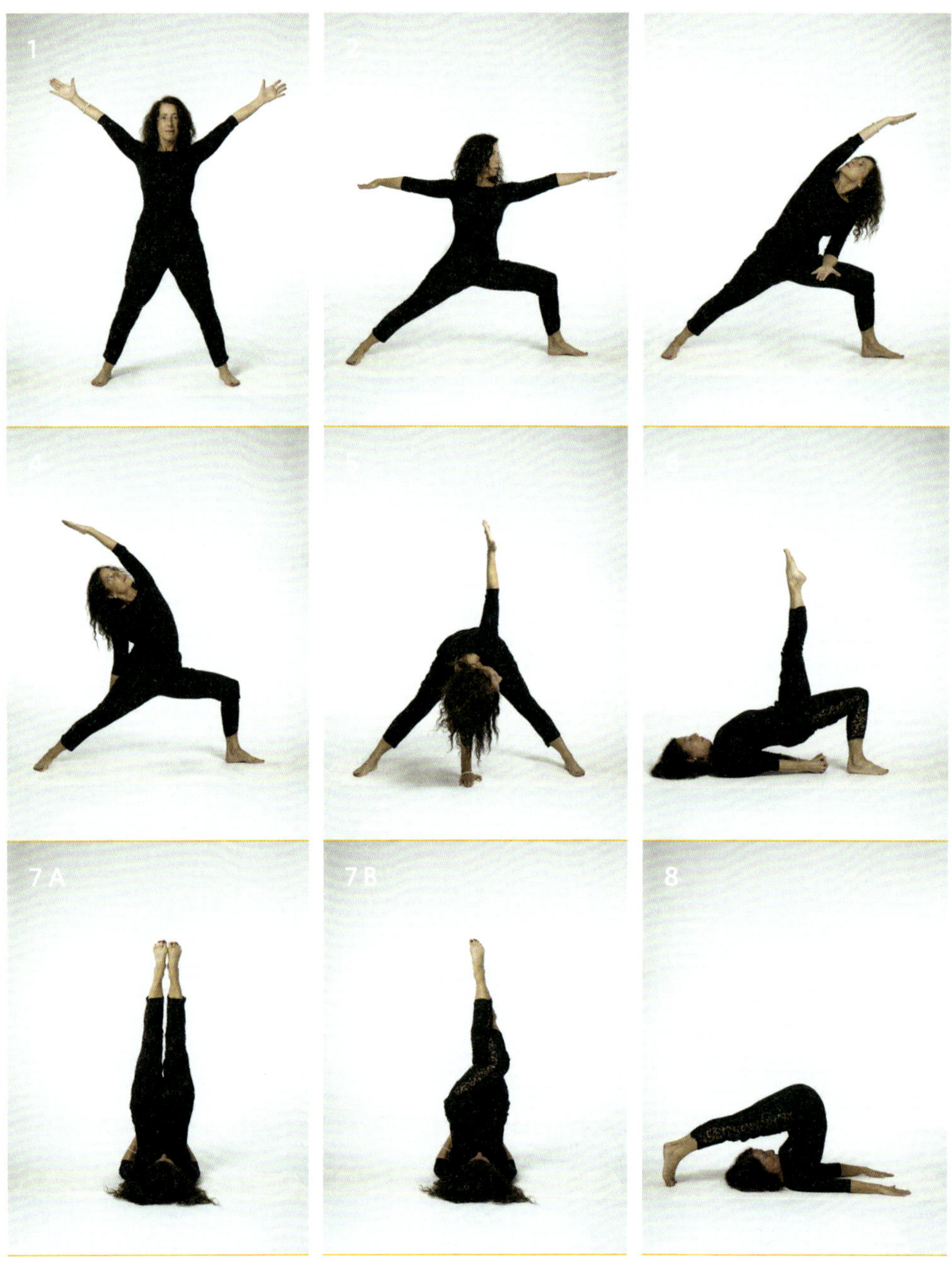

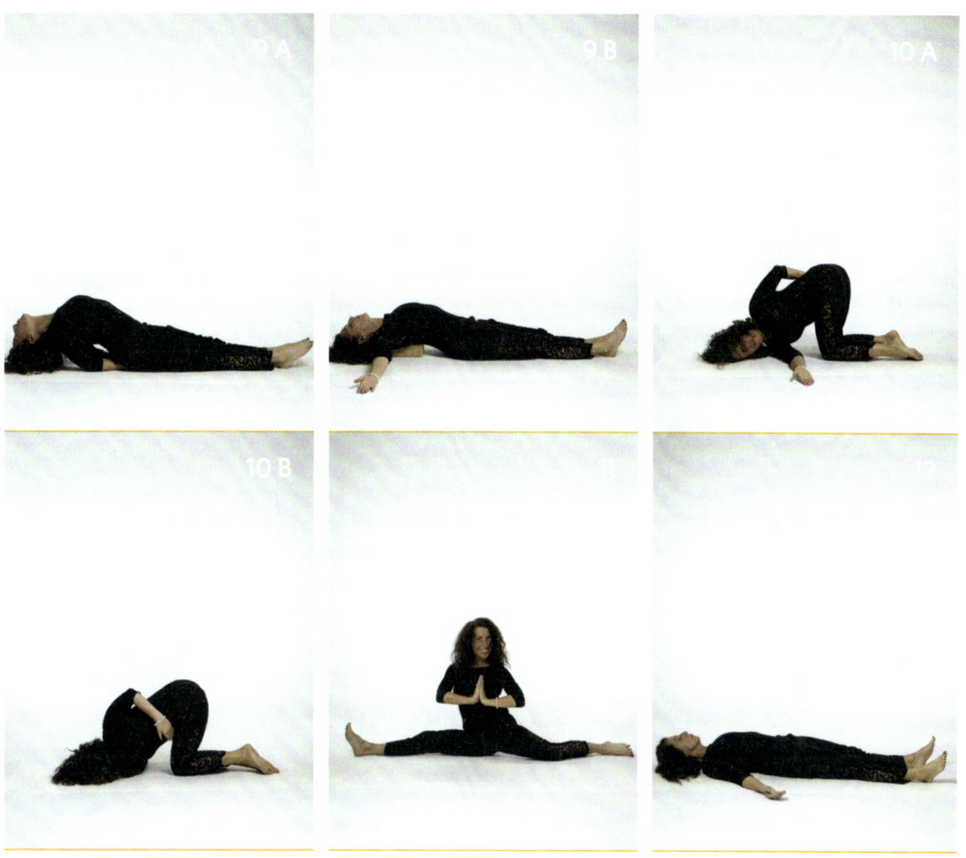
9 A
9 B
10 A
10 B

Yogasequenzen im Überblick

5. Yogasequenz mit dem Schwerpunkt Verantwortung übernehmen

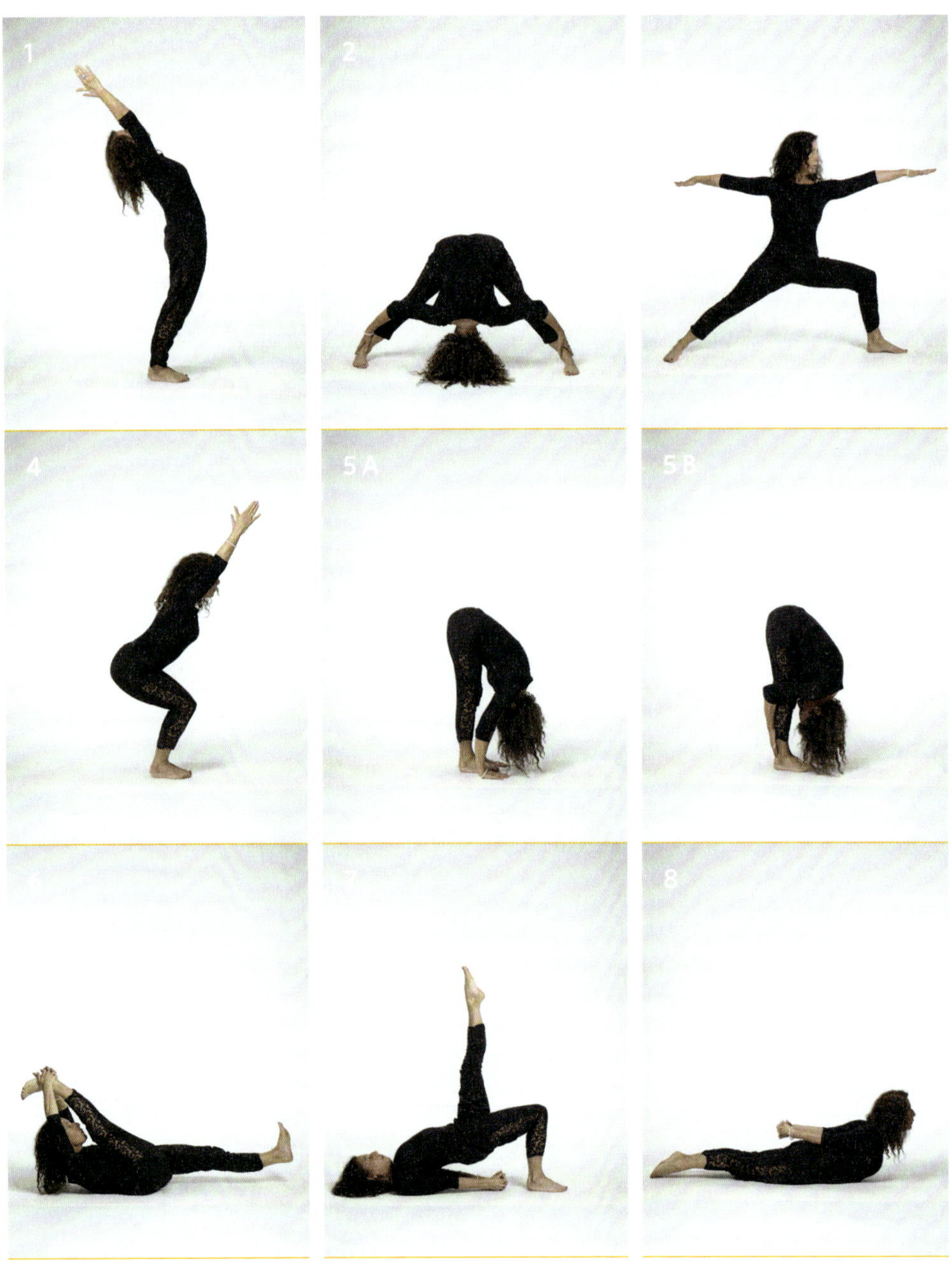

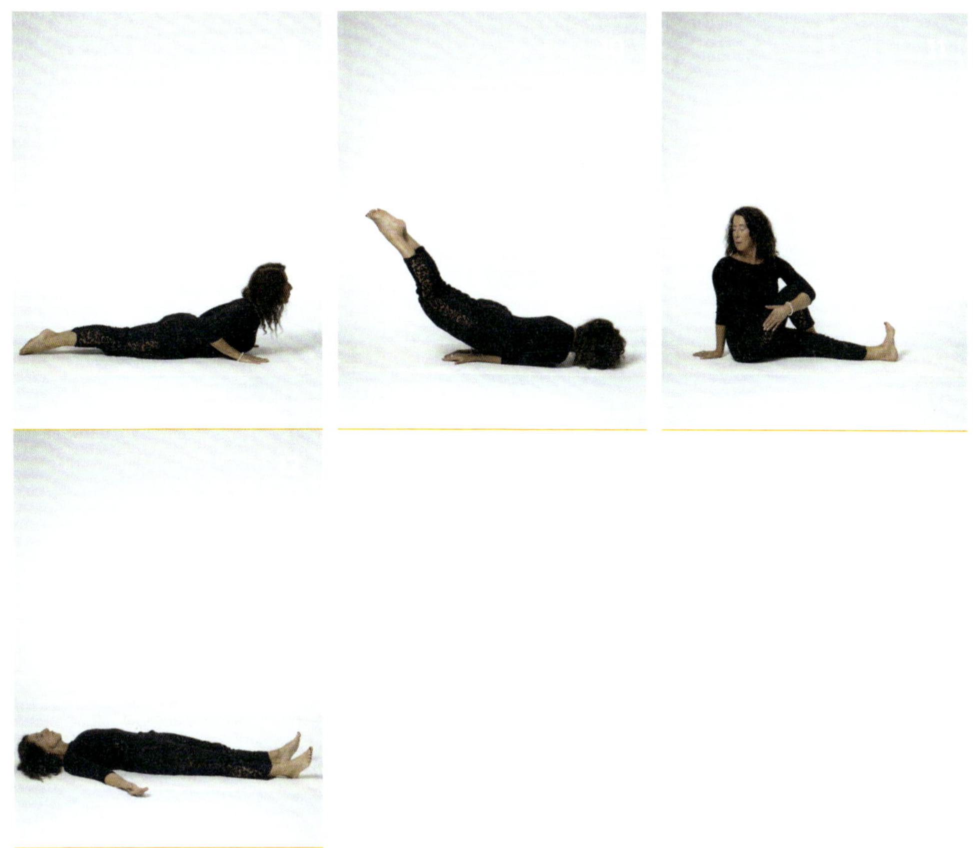

Yogasequenzen im Überblick

6. Yogasequenz mit dem Schwerpunkt soziales Netzwerk

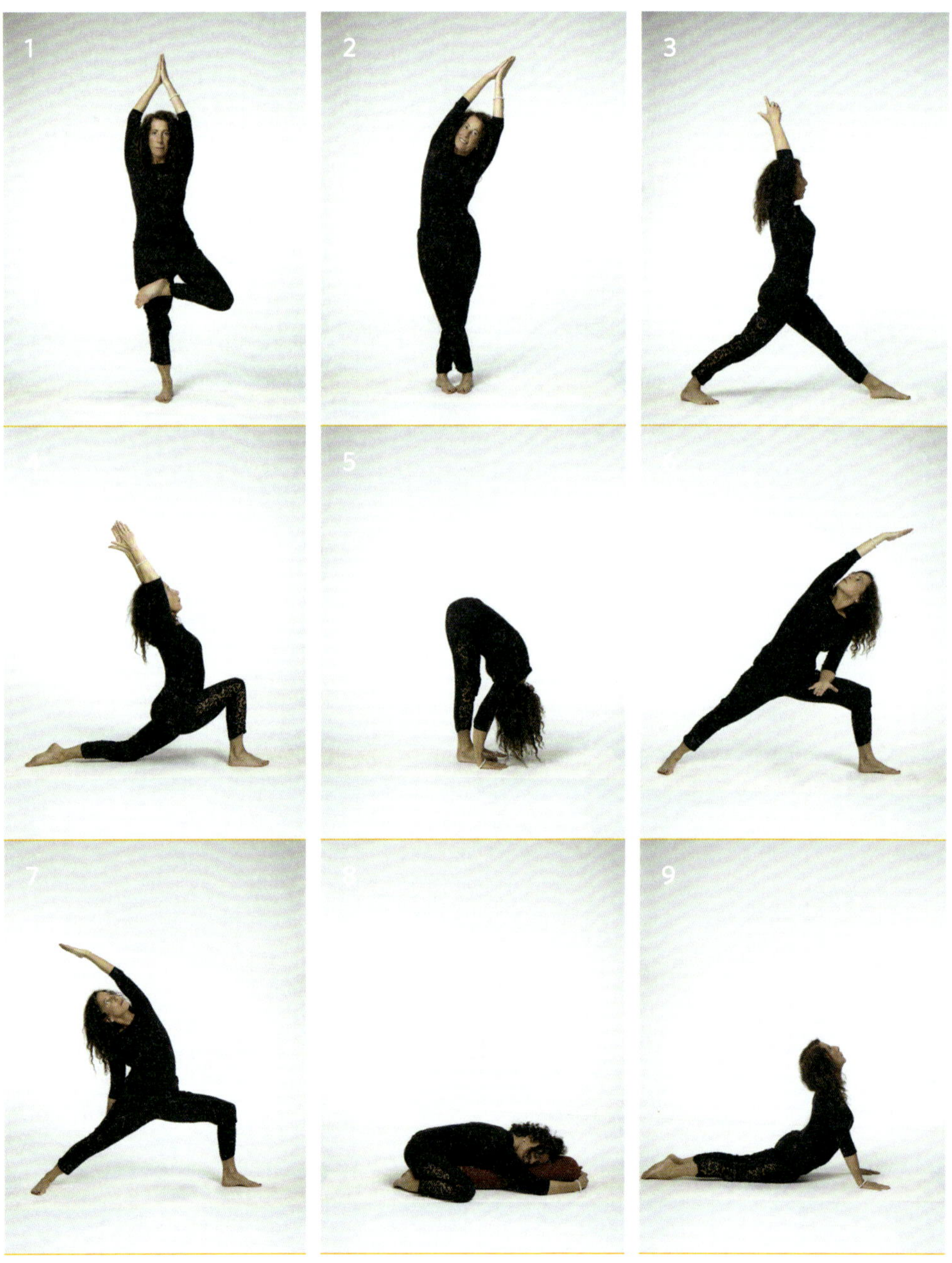

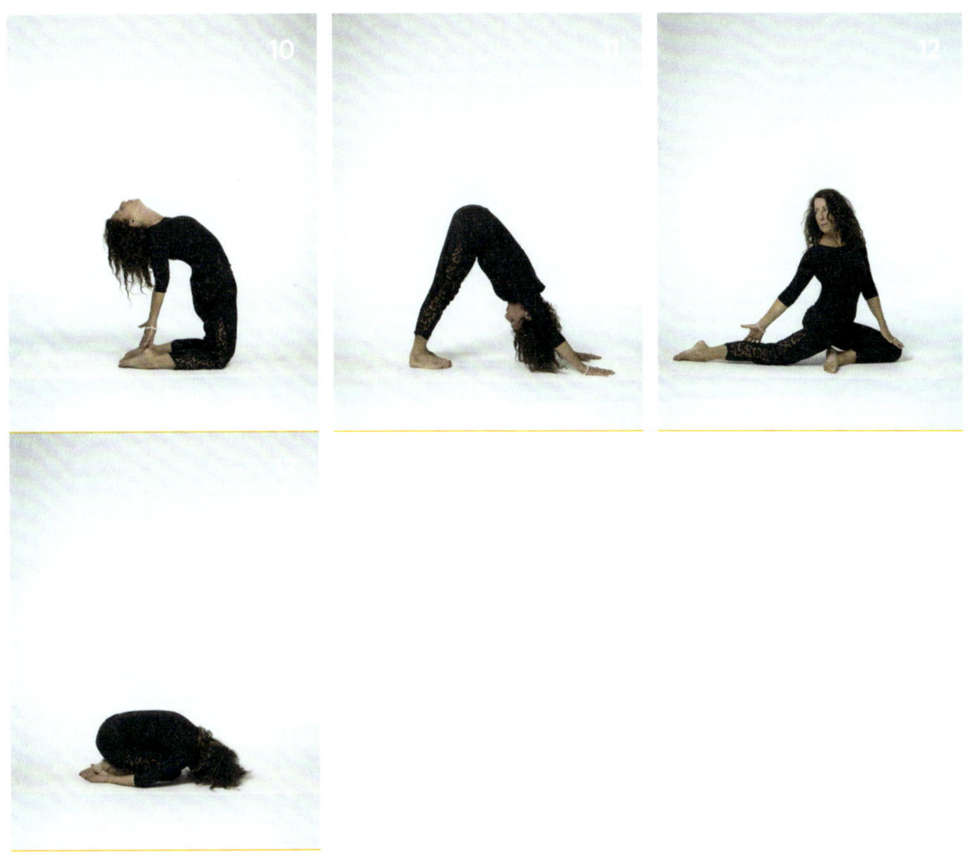
10
11
12

Yogasequenzen im Überblick

7. Yogasequenz mit dem Schwerpunkt ziel- und lösungsorientiertes Handeln

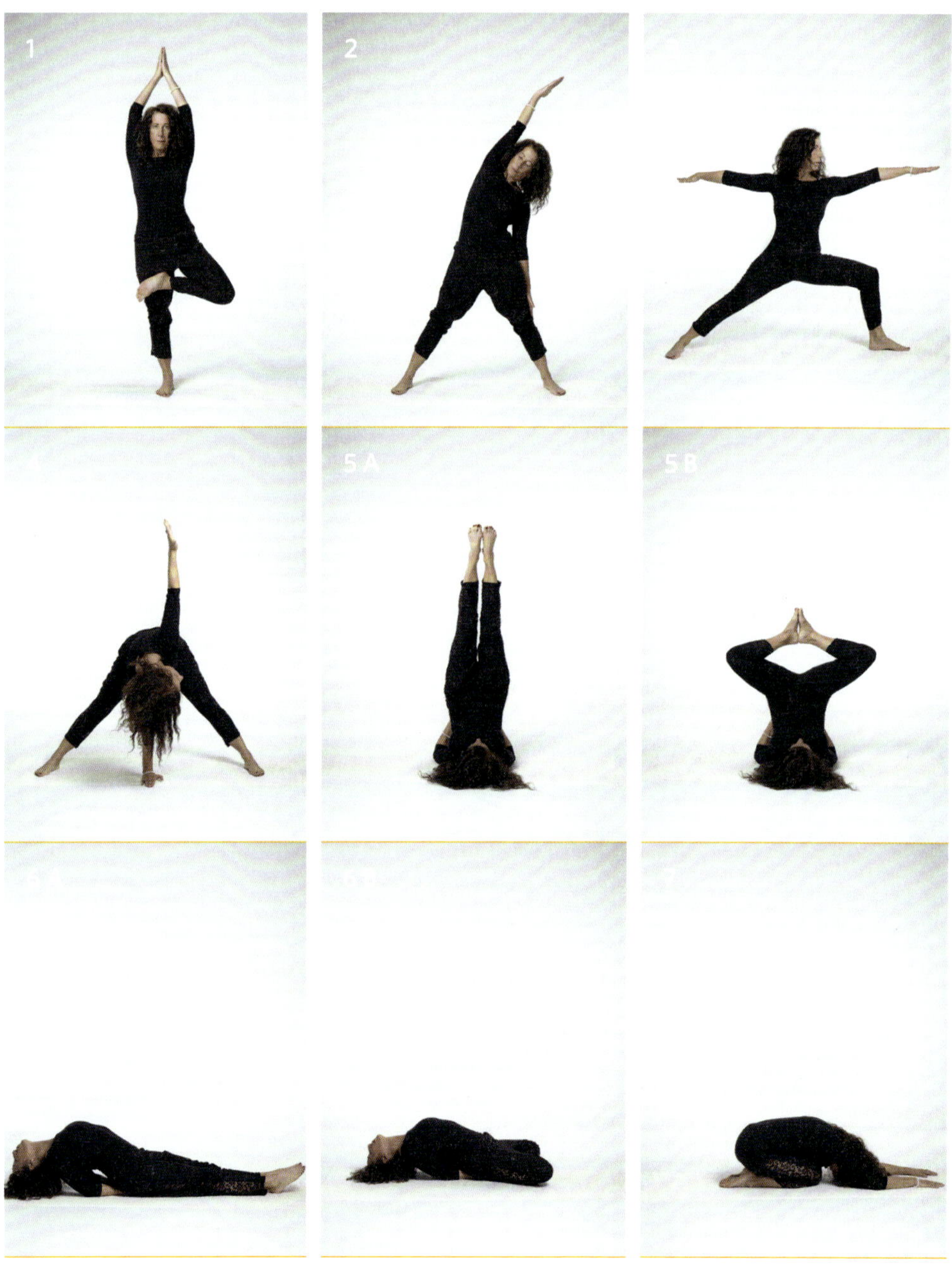

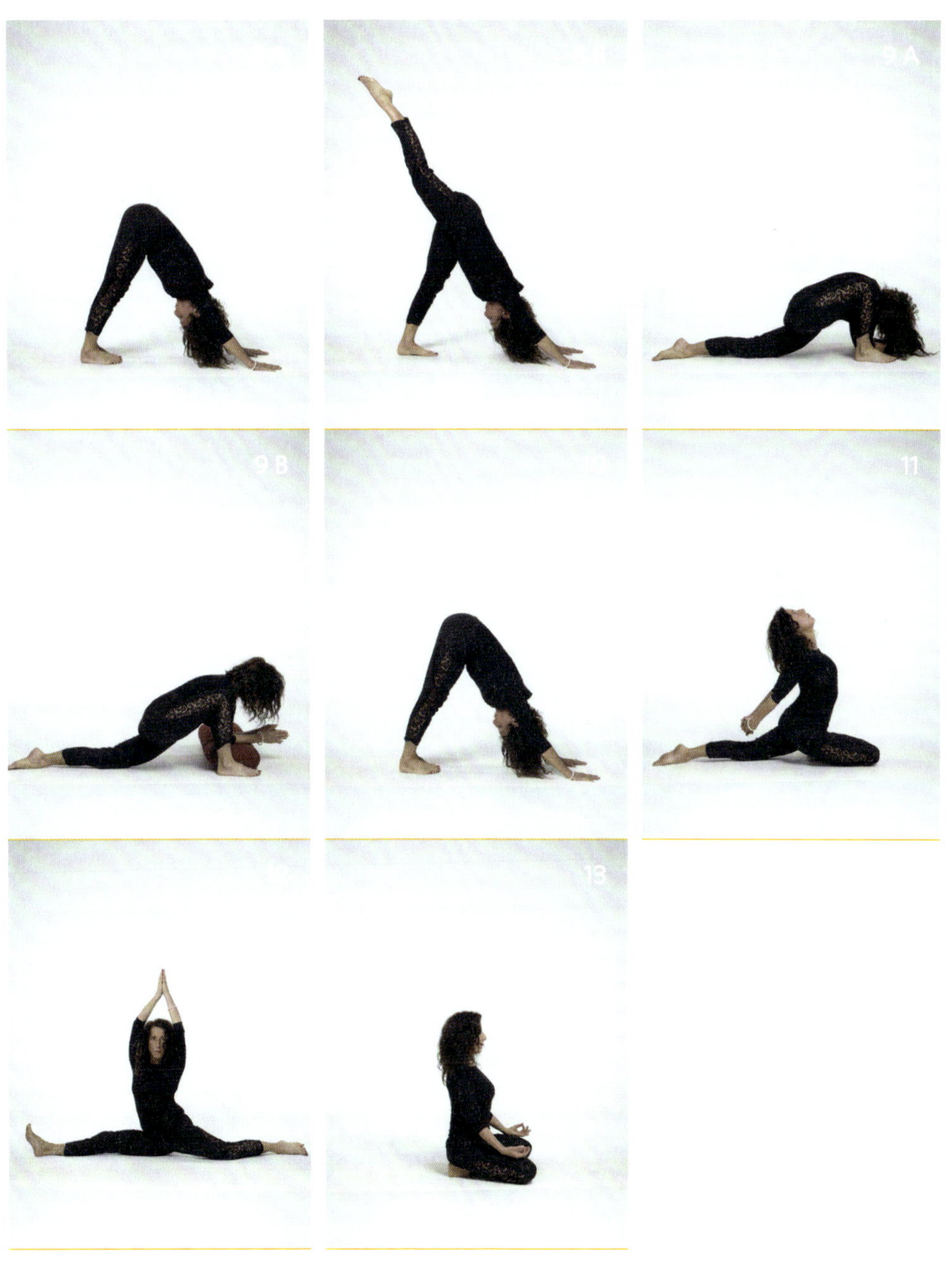
9 A
9 B
11
13

Yogasequenzen im Überblick

8. Yogasequenz mit dem Schwerpunkt Achtsamkeit

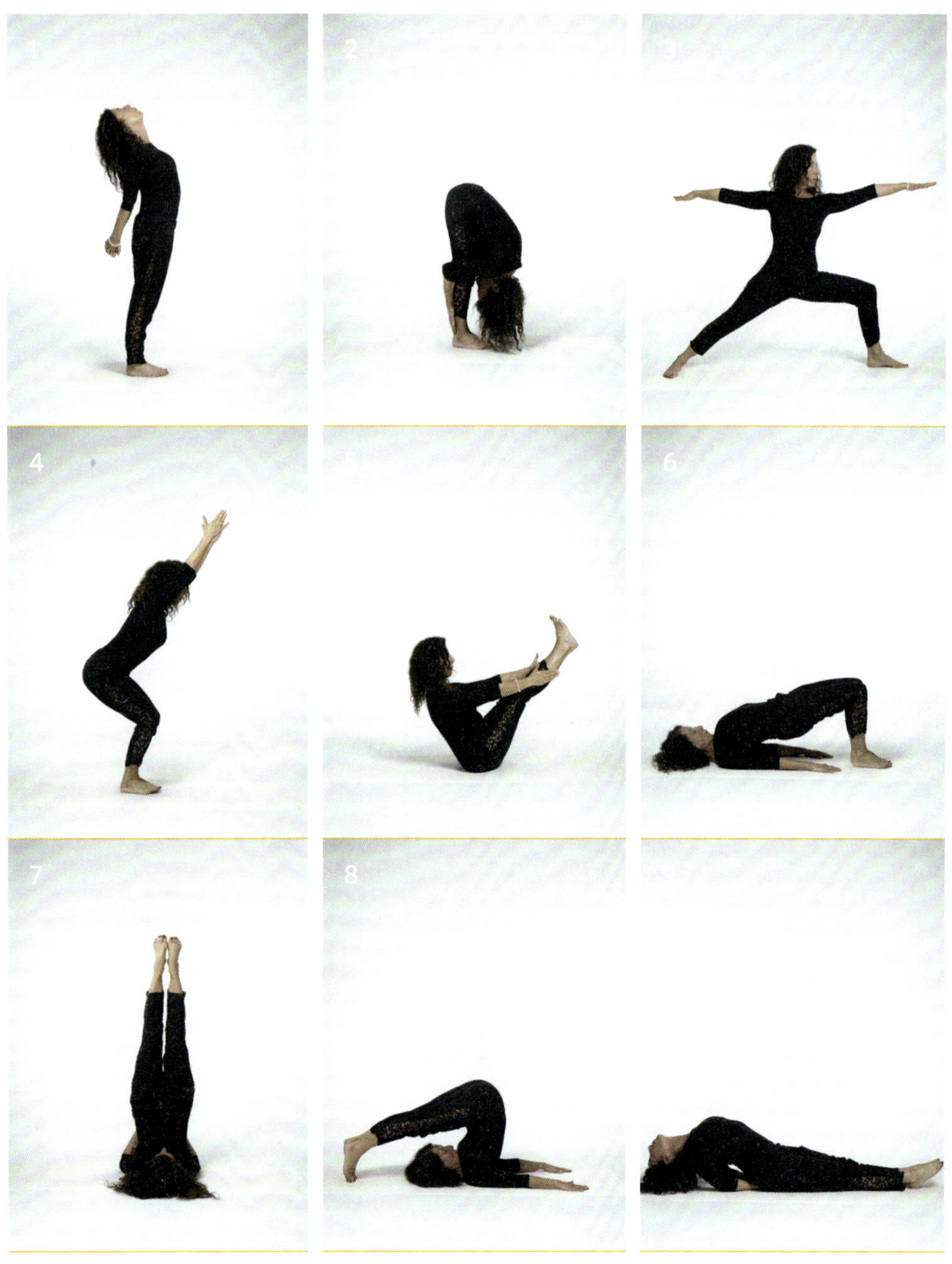

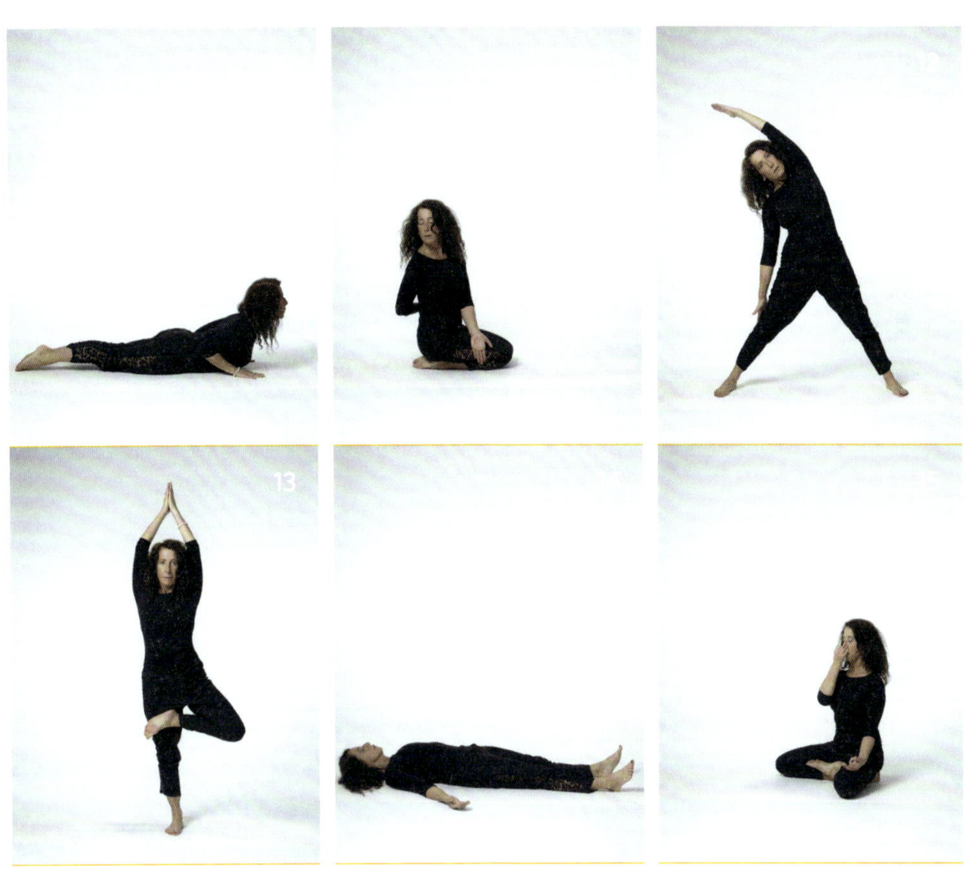
13

Übersicht der Yogaübungen

Sanskritnamen der Asanas

Danksagung

Hiermit danke ich meiner Familie für all die Unterstützung, damit ich dieses Buch schreiben konnte, und das Verständnis, dass ich meinen spirituellen Weg gehen konnte und den Freiraum hatte, mich weiterzubilden und weiterzuentwickeln. Insbesondere danke ich meiner Tochter Surya Celine Pohly für ihre Geduld, ihre Ausdauer und die Zeit, die sie sich für dieses Projekt genommen hat. Danke auch an Martina Weber und Marcel Müller, dass wir Fotos in Il Convento machen konnten.

Ich danke Bikkhu Khasapa, der mich bestärkt hat, meinem inneren Ruf zu folgen, und Ayya Khema, die mir, als ich 19 Jahre alt war, den Rat gab, dass ich zuerst einmal die Welt und das Leben kennenlernen solle, anstatt buddhistische Nonne zu werden.

Ich danke Tenga Rinpoche für seine spirituellen Lehren und sein großes Herz und Ole Nydahl für seine radikal einfache und verständliche Vermittlung der Lehren des Vajrayana für meine westlichen Ohren.

Ich danke Inge Schubert, die mich darin bestärkt hat, eine authentische Frau zu sein, und Dr. Vedamurti Schönert, der Vertrauen in meine Arbeit hatte und mich schon frühzeitig während meiner Yogalehrer-Ausbildung in seinem Kölner Yogazentrum Yogagruppen anleiten ließ. Ein besonderer Dank geht auch an Andrea Stetzuhn, Veronika Gindele und Emesthos, durch die ich aus dem Rückzug und der Askese zurückgeführt wurde in die Lebendigkeit des Mensch-Seins und die mich darin bestärkt haben, Lehrerin zu sein, und mich auch heute noch weiter in meiner Entwicklung begleiten.

Dank geht schließlich an Wolfgang Künzel für sein Vertrauen und seine Unterstützung meiner Arbeit und meiner Person, die geholfen hat, im Berufsleben als Leitung einer Einrichtung resilient zu bleiben. Last but not least danke ich meiner Lektorin Susanne Klein für ihre einfühlsame Betreuung des Projektes und Monika Roleff, die angeregt hat, dieses Buch überhaupt zu schreiben.

Literatur

Assagioli Roberto: The Act of Will. The Psychosynthesis Research Foundation, New York, USA, 1973

Bennett, John G: Transformation – Die Kunst, sich zu wandeln. Chalice, Xanten 2013

Bretz, Sukadev Volker: Die Yogaweisheit des Patanjali für Menschen von heute. via nova, Petersberg 2008

Buettner, Dan: The Blue Zones – Lessons for Living Longer from the People Who've Lived the Longest. National Geographic, Washington DC, USA, 2008

Csikszentmihalyi, Mihaly: Flow – Das Geheimnis des Glücks. Klett-Cotta, Stuttgart 1992

Dispenza, Dr. Joe: Werde übernatürlich – Wie gewöhnliche Menschen das Ungewöhnliche erreichen, Koha, Burgrain 2017

Dodson, Frederic: Energie-Level – Eine spektrale Reise durch die Bewusstseinsebenen. Bohmeier Verlag, Leipzig 2013

Feuerstein, Georg: Die Yoga-Tradition. Yoga Verlag, Wiggensbach 2008

Heller, Jutta: Resilienz für Führungskräfte. Orell Füssli, Zürich 2015

Hüther, Gerald/Hosang, Maik: Die Freiheit ist ein Kind der Liebe – Die Liebe ist ein Kind der Freiheit: Eine Naturgeschichte unserer menschlichsten Sehnsüchte. Herder, Freiburg 2016

Sheldrake, Rupert: Das schöpferische Universum – Die Theorie des morphogenetischen Feldes, Ullstein, Frankfurt am Main 1983

Tolle, Eckhart: Stille spricht – Wahres Sein berühren. Goldmann Verlag, München 2003

Wilhelm, Richard: I Ging – Das Buch der Wandlungen, Diederichs, München 1986

Über die Autorin und die Fotografin

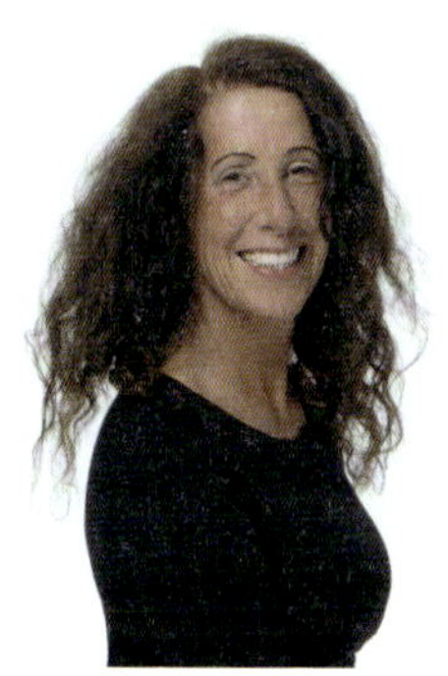

Schon in jungen Jahren hatte **Gabriele Pohly** den Wunsch, mit Menschen zu arbeiten. Neben ihrem Studium der Sozialpädagogik hat sie verschiedene Therapien, Meditationstechniken und Methoden der Selbsterfahrung kennengelernt, die sie nun selbst anwendet und lehrt: u. a. Ausbildungen in Hypnotherapie nach David Quigley und The Journey nach Brandon Bays, eine Heilpraktikerausbildung bei Wolfgang und Sabine Kaiser in Berlin und Chakra-Therapie nach Martin Brofman. Sie ist Emesthos®-Therapeutin und Emesthos®-Lehrerin in Ausbildung. Viele Jahre hat sie sich mit dem Theravada- und Vajrayana-Buddhismus auseinandergesetzt. Nach ihrem Diplom in Sozialpädagogik sammelte sie Erfahrung in einer anthroposophischen heilpädagogischen Einrichtung und mit Kindern mit sozial-emotionalem Hilfebedarf. Gabriele Pohly war für einige Jahre Leiterin der Heilpädagogischen Kindertagesstätte des DRK in Bonn und seit 2018 bietet sie in ihrer Praxis in Wandlitzsee Seminare und Coachings vorrangig für Pädagogen an. Seit mehr als 10 Jahren leitet sie für einen großen Träger Bildungsurlaube u. a. zu Stressmanagement und Resilienztrainings mit Yoga und Meditation im In- und Ausland.
Mehr über sie und ihr Angebot ist auf ihrer Webseite *www.gabrielepohly.de* zu finden.

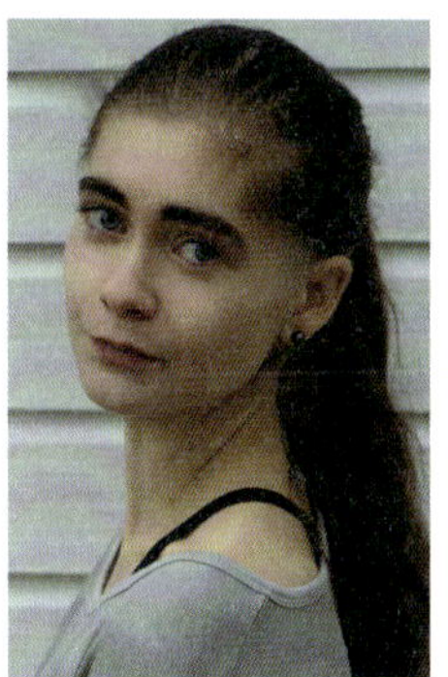

Surya Celine Pohly hat schon sehr früh ihren künstlerischen Ausdruck in der freien Waldorfschule und der Jugend-Kunstakademie Artefact entwickeln können. Ihr künstlerisches Werk umfasst Malerei, Fotografie und ihre eigenen Modeentwürfe. Aktuell studiert sie an der Kunsthochschule Berlin Weißensee Modedesign. Für dieses Buch hat sie das Outfit entworfen, das Styling übernommen und die Fotos angefertigt. Ihr Portfolio mit Mode, Kunst und Fotografie findet sich auf ihrer Webseite *www.pohly.art.*